La cura de la tricotilomanía

Guía para curar la tricotilomanía

3era edición

Por Amy Foxwell

Índice

Bienvenidas al Sistema Tric – Ya basta con el "tirón de pelo"

Gracias por adquirir el kit del Sistema Tric y felicidades. Has tomado el primer paso hacia un nuevo tú. Estoy encantada de compartir este método que me ha ayudado a dejar de tirarme el pelo y que seguramente te dará resultados duraderos. He invertido mucho tiempo en investigaciones y el desarrollo de este libro para que resulte lo más efectivo posible. Esta es la segunda edición del libro. Contiene sesiones y tips adicionales, lecturas recomendadas que puedes utilizar para ayudar a un amigo familiar o para compartir tu experiencia con otras personas. Si deseas ver resultados duraderos, sigue estas instrucciones y, antes que nada, sé amable contigo mismo a lo largo del tratamiento.

Compartiendo mi historia

A lo largo de estos años he estado en contacto con muchas personas – ex tiradores de pelo y aquellos que se despellejan la piel, aquellos que aun intentan dejar de hacerlo. Me he dado cuenta de que compartir e intercambiar experiencias es el primer paso hacia la sanación. Podemos o bien consolarnos o darnos ánimo ya que no estamos solos. Muchos han pasado por lo mismo. Espero ayudar al menos un poco compartiendo mi historia con ustedes.

He sufrido de ambos trastornos desde que tengo uso de razón. Recuerdo cuando era niña. Guardaba mis pestañas en una cajita de metal. Esto realmente resultaba muy raro. Las personas no entendían porque yo no tenía pestañas.

No tengo idea si esto se relacionaba o no a una infancia complicada o simplemente estaba predispuesta a esto, sin embargo, seguía sacándome las pestañas.

Cuando cumplí mis 20 años, esta condición empeoró. Mientras que la sociedad idealiza la juventud, los adultos la ven como una etapa difícil igual que yo. Yo seguía sin darme cuenta del problema que tenía y seguía sacándome las cejas. Le dedicaba mucho tiempo a ocultarlas con parches y maquillaje. Envidiaba tanto a otros miembros de mi familia cuyas pestañas eran largas y bonitas. Me sentía muy frustrada.

A nivel emocional, estos trastornos junto con otros comportamientos compulsivos eran constantes para mí. Fue siempre un peso, me acompañó a lo largo del camino; mientras esperaba que me crecieran las pestañas, manejaba mi frustración, analizaba que era lo que me sucedía. Vivía una batalla continua conmigo misma.

Hablaba conmigo todas las mañanas y nochecitas, me repetía y repetía "tengo que parar", creyendo que con un poco de autocontrol podría dejar de arrancarme el pelo ya que me consideraba una persona inteligente y debía poder con algo tan sencillo.

Me convencía cada mañana "ESTE SERÁ EL ÚLTIMO DÍA QUE ME VOY A ARARNCAR EL PELO" y al llegar la nochecita fallaba y volvía a recurrir a los parches. Nadie entendía – ni siquiera yo – esta combinación de frustración y heridas en mi cabeza.

Mas allá de mis pestañas y cejas, seguía sin poder controlar el resto del pelo. Increíblemente nunca me di cuenta del trastorno obsesivo compulsivo que estaba sufriendo. Hasta que un día le mencioné a mi médico que estaba perdiendo el pelo en una parte específica (muy avergonzada como para admitir que me lo arrancaba). Mi doctora me miró y me diagnosticó tricotilomanía. (¿Qué era eso? Tenía un nombre tan raro) y me sugirió una terapia.

Eran días terribles (¿tengo un problema? No quiero tener un problema) y hermosos ("entonces no estoy loca, esto tiene un porqué. Y si realmente tengo un problema puedo recurrir a un tratamiento para curarme")

Me fui a casa y comencé a investigar. Reconocer el problema y darle un nombre era el principio de un gran cambio en mi vida. Una vez que comencé a leer sobre mi trastorno, me sentí muy avergonzada, pero al mismo tiempo libre. Mis emociones eran muchas, pasaba de la negación (soy una persona normal y exitosa, no puedo sufrir de un TOC – trastorno obsesivo compulsivo) a sentirme muy avergonzada (algo malo pasa conmigo) a sentir alivio (hay otros como yo y por algo hago esto. No estoy loca y no estoy sola).

Alguna razón para esto existe. Este fue un punto de quiebre para mí. Para poder avanzar es importante entender realmente lo que está pasando y reconocerlo.

Armada con esta información y con mucho aliento, reacia a pedir ayuda externa, comencé a investigar algunas ideas que pudieron ayudarme a recorrer este camino.

Cuando comencé con mi tratamiento intenté varios métodos que me daban cierta seguridad. Probé productos como Nioxim y Latisse, busqué ventajas y desventajas de los productos naturales (conociendo y habiendo experimentado exitosamente la homeopatía). Al no encontrar nada, diseñé mi propio aceite y esencias naturales de mi propio jardín y de algunos vecinos que producían de forma orgánica.

Luego intenté todo lo que pude, probé todos los métodos a mi alcance hasta que me dediqué realmente a transitar mi cura. Conocí muchas personas, intercambié información y experiencias muy ricas hasta que un día me di cuenta de que podía compartir la mía con los de más. Entonces decidí ver esta experiencia como una forma de "brindarle algo" a los demás.

Mis 7 consejos para mantener el control

1.   Reconoce esta condición, lee al respecto, investiga y entiende a lo que te enfrentas.

2.   Cree que es posible controlarte. Rodéate de un grupo de apoyo positivo y ten fe.

3.   Diseña un plan sistemático. No esperes parar porque sí. Todos sabemos que la fuerza de voluntad no es la respuesta. Por esto es que es necesario un plan.

4.   Prueba diferentes métodos para ver cuál te funciona. Cada cual es diferente por lo que los resultados de cada método también lo son. Intenta visualizar, y meditar. Lo mejor a mi criterio es combinar varios métodos.

5.   Utiliza algo natural para acariciar la zona. Esto me resultó clave porque me ayudó a no sentir molestias, pero más importante aún, me ayudó a resetear mi cerebro y cambiar el tirón por la caricia. Hasta el día de hoy a veces me veo acariciándome el pelo cuando siento el impulso de arrancármelo. Mucho mejor la caricia sin duda alguna.

6.   Elimina todos los químicos de tu dieta (alimentos procesados, azúcares, etc.) y en tus cosméticos. Ponte lo más sano posible.

7.   Finalmente, SE AMABLE CONTIGO MISMO. Todos sabemos lo difícil que es. Si recaes, date un respiro, ponte de pie, desempólvate y vuelve a empezar. "Detente" es un proceso gradual. Siéntete feliz con el más mínimo progreso y confía. No te desmotives

Existen muchas personas en él unos sufriendo

tricotilomanía igual que tú; no estás solo.

Una palabra acerca del este sistema

Ya sea habiendo luchado por la tricotilomanía varios años o si detectas ciertos síntomas de esta, tienes que sí o sí tomar el control de la situación. Para esto he creado este sistema, para ayudarte a tener éxito en el abordaje de esta condición. Cada uno es diferente y el trastorno también lo es. Sin embargo, existen ciertas causas y remedios comunes para todos. Debes entender lo más que puedas acerca de esta condición y luego implementar estos pasos para poder resolverlo. PUEDES DEJAR DE ARRANCARTE EL PELO. Simplemente necesitas el apoyo y el plan que te ayude a hacerlo.

Lee este manual y comienza utilizando un aceite natural (al final del libro encontrarás más información y una oferta especial ò puedes encontrarlo en http://trichotilomaniastop.com/hair-growth-oil/) para ayudarte a conseguir tus objetivos vas a ver mejoras inmediatas. Felicítate y reconoce que, al tomar los primeros pasos hacia la mejoría, estás en el buen camino.

Reconoce que podrás, comencemos.

So, now that you know that you will succeed, let's get started.

Antecedentes

¿Qué es la tricotilomanía?

La tricotilomanía está clasificada como un TOC. Los que la sufren tienen un impulso irrefrenable de arrancarse el pelo de su cuero cabelludo u otras partes del cuerpo. Los pacientes no pueden parar. Su cabello se afina cada vez más y se comienzan a notar manchas sin pelo. Es más que un hábito que puede controlarse con fuerza de voluntad o simplemente porque sí. Es un comportamiento destructivo y doloroso para el paciente.

No todo se limita al cuero cabelludo. Los pacientes se arrancan el pelo de otra parte del cuerpo. Se los arrancan uno por uno en general, pero de un cierto color o textura..

This not only results in physical impairments but also significant emotional distress. **It is by no means a patient's fault for being unable to control such behavior.**

Trichotillomania is more than just a nervous habit, which can be controlled through willpower, or simply by deciding to stop

¿Cuáles son las causas de la tricotilomanía?

La investigación de la tricotilomanía está en pañales.

Algunos estudios han demostrado que es un desorden

neurobiológico y puede ser hasta genético. Generalmente se

despierta por estrés, ansiedad o depresión. Estos pacientes

generalmente tienen una predisposición genética

neurológica a arrancarse el pelo como un mecanismo de

calma. El 80% también tienen ganas de tirar lo que puede

producir foliculitis (inflamación de la raíz del cabello) o una

irritación de la piel, Malassezia.

Las causas más detectadas de acuerdo con las

investigaciones llevadas a cabo son: bajos niveles de

estrógenos, falta de ciertos minerales como calcio y

magnesio, deficiencias de serotonina en el cerebro,

desorden de privación sensorial y una infancia traumática.

Por eso es que es tan importante que cada uno busque el

mejor tratamiento para su caso en particular.

Las causas más detectadas de acuerdo con las investigaciones llevadas a cabo son: bajos niveles de estrógenos, falta de ciertos minerales como calcio y magnesio, deficiencias de serotonina en el cerebro, desorden de privación sensorial y una infancia traumática. Por eso es que es tan importante que cada uno busque el mejor tratamiento para su caso en particular.

Una persona puede despertarse arrancándose el pelo sin haberse dado cuenta. Existen 3 compulsiones básicas y es importante que cada uno trabaje en qué es lo que lo motiva a arrancarse el pelo y asumirlo (ver sección asumirlo uno mismo más adelante).

Auto-calmante

Muchos pacientes sienten alivio cuando se arrancan el pelo porque esto reduce otro tipo de estimulación, permite a la mente enfocarse en el pelo y de alguna forma se sienten mejor. (ver desorden de privación sensorial más adelante).

Estímulo

El aburrimiento puede ser un culpable y el hecho de arrancarse el pelo es un estímulo implorado por el sistema nervioso (ver desorden de privación sensorial más adelante)

Perfeccionismo

Los pacientes pueden sentirse perturbados por mínimas imperfecciones y estar horas examinando sus párpados intentando "arreglarlos" o arrancados pelos de diferentes color o texturas en un intento de obtener el pelo perfecto.

Desorden de privación sensorial

Arrancarse el pelo o pestañas es autoestimulante o una forma de calmarse, utilizando por aquellos que sufren este desorden. El tirador de pelo está regulando inconscientemente funciones internas que puede no tener idea porqué existen. Nuestras funciones y sistema internos deben estar en equilibro para que nuestro cuerpo funcione correctamente. Esto se conoce como homeostasis y afecta la temperatura, presión arterial, ritmo cardíaco, respiración y estímulos internos.

Aquellos que sufren este desorden, tienen dificultad para regular sus estímulos internos. La falta de éstos causará privación sensorial para lo que el individuo buscará inputs sensoriales sin darse cuenta. Cuando el cuerpo busca estímulos tiende a enfocarse en las áreas con muchas terminaciones nerviosas (manos, pies, cuero cabelludo, ojos). Más allá de que cualquiera puede comerse las uñas, aquellos que sufren este desorden lo hacen para autorregularse con estímulos táctiles (tocar y arrancar), visuales (mirar el pelo mientras se los arrancan o después) y orales (masticando el pelo). Es un paso muy importante el entender esta condición e identificar cómo se sienten, estimulados o no. Pueden trabajar y encontrar algunas opciones sanas, disminuir o buscar estímulos sensoriales sustituyendo otras formas de estimulación (aceite mencionado anteriormente) para reemplazar este tipo de actividades.

Las personas que se arrancan el pelo tienen poco control de este comportamiento ya que se transforma en un círculo vicioso de complicaciones originadas en la tricotilomanía. Este hábito empeora la inestabilidad emocional que provoca el mismo. es una forma transitoria de satisfacerse, pero a la larga termina en consecuencias emocionales serias como baja autoestima, miedo a los espacios públicos, entre otros contratiempos. Se sienten "bizarros" o "locos" por este comportamiento anormal.

Recomendamos también mantener una agenda diaria para apuntar los momentos de mayor impulso. Puedes descubrir que son estos los momentos en que fluctúan los niveles hormonales. Si esto es así, puedes prepararte para enfrentar estos momentos. Prevenido vale por dos.

Es esencial que cada uno busque la causa y tratamiento acorde o una combinación de tratamientos que mejor satisfaga sus necesidades.

¿Quienes sufren de tricotilomanía?

Se cree que afecta entre un 2 y un 5% de la población y entre el 80 y 90% de éstos son mujeres. La edad promedio es de 11 años, aunque puede comenzar a cualquier edad. Menores de 6 años en general dejan de hacerlo después de 12 meses. Esta condición afecta a cualquier persona, emocionalmente inestables o personas sanas y exitosas. De hecho, esto últimos pueden no entender cómo no pueden controlar este aspecto de sus vidas.

El diagnóstico médico incluye una serie de síntomas:

1. Pelo arrancado que resulta en pérdida notoria de pelo.
2. Alivio y gratificación mientras uno se arranca el pelo.
3. Incremento en la presión cuando se intenta resistir.

4. Significant impairment in social functions due to pulling

La tricotilomanía afecta muchas personas. NO ESTAS SOLO.

Las Etapas de la Tricotilomanía

Existen 3 fases en la tricotilomanía:

1. Una experiencia de tensión acompañadas por un deseo de arrancarse el pelo.

2. Comenzamos y nos sentimos bien, aliviados y excitados.

3. Una vez que nos arrancamos el pelo, sentimos culpa, remordimiento y vergüenza. Intentamos cubrir la calvicie con bufandas, gorros, pelucas, delineador de ojos y dejamos de circular, nos escondemos y sentimos humillados.

Asumir la etapa en la que estás es un paso muy importante para tomar conciencia y eventualmente controlar el comportamiento

Tratamiento

Desafortunadamente la tricotilomanía no está muy bien entendida aún. Dada la vergüenza que rodea esta condición, su alcance es mal entendido y la investigación acerca de la misma muy limitada. Por eso es por lo que no hay una conclusión sobre los mejores tratamientos para curarla. **Recomendamos que el paciente intente diferentes tratamientos para encontrar el mejor para él y mejor aún, que implemente varios al mismo tiempo.**

No existe una cura conocida como tal para la tricotilomanía, pero hay muchos tratamientos disponibles. Una terapia cognitiva, medicación para control de estrés y grupos de apoyo son tratamientos aprobados exitosos. Es esencial entender que la tricotilomanía es algo muy complejo, por lo que puede ser abordada desde diferentes ángulos para encontrar y mejor tratamiento.

La terapia puede ayudar a un paciente en el proceso.

La fe es esencial para los que sufren tricotilomanía: saber que, a pesar de ser difícil, ES POSIBLE.

Terapia de comportamiento cognitivo

Esta terapia es el tratamiento primario para la tricotilomanía y entrena a los pacientes a autocontroles, identificando y respondiendo a soluciones de alto riesgo y desarrollando atención plena. Entrena a las personas a tomar conciencia de cuándo y porqué se arrancan el pelo y luego los ayuda encontrar respuestas. Está basada en la teoría de que si uno está consciente del momento y la razón por la cual se arranca el pelo, puede encontrar soluciones apropiadas.

Hay varios tipos de terapia de comportamiento cognitivo pero la más popular es la HRT (entrenamiento para revertir el hábito, basado en la creencia de que los que sufren tricotilomanía lo hacen en respuesta a determinadas situaciones, contextos u ocurrencias, de las que no se dan cuenta. Por esto es por lo que HRT les enseña a entender los gatillos físicos y emocionales que lo llevan a arrancarse el pelo, estando más conscientes de qué es lo que pasa en ese momento (el lugar, el evento, el contexto, etc.). Una vez que se entienden estos factores, las personas aprenden a comportarse diferentes en estas situaciones, por ejemplo, apretando un amansa locos.

Otro método muy efectivo de este tipo de terapia es la atención plena - mindfulness. El objetivo de esta terapia es aprender a aceptar ciertas experiencias sin juzgarlas por más incómodas que sean. Está basada en la teoría de que mucho de nuestro sufrimiento viene por tratar de ignorar, controlar o eliminar ciertos sentimientos, emociones o pensamientos. Lo que realmente causa la necesidad de arrancarse el pelo según nuestros esfuerzos por ignorar nuestros problemas en lugar de enfrentarlos. El objetivo es aceptar nuestros sentimientos más complejos sin juzgarlos y sin arrancarnos el pelo.

Existen otras técnicas de terapia de comportamiento cognitivo que pueden utilizarse solas o combinadas con otro método. Por ejemplo:

- **Control de estímulos**

Utilizar ítems actuales para bloquear a quienes se arrancan el pelo para no hacerlo, haciéndoselo más difícil, cambiando el ambiente para reducir el input sensorial que los lleva a hacerlo. Por ejemplo, si un paciente se arranca el pelo cada vez que se mira al espejo, debería deshacerse del espejo. Utilizar bufandas, sombreros, guantes, puede prevenir a los individuos de arrancarse el pelo o también pueden evitar situaciones de alto riesgo como leer, trabajar en la computadora o mirar tv

Reestructura cognitiva

Este método les enseña a los pacientes a tener diferentes pensamientos cuando sienten el deseo de arrancarse el pelo. Algo así como que la persona estuviese redireccionando sus vías neurales. Por ejemplo, modificar el comportamiento acariciando el lugar (con aceite o crema) cuando sienten el deseo de arrancarse el pelo.

La terapia de comportamiento cognitivo es altamente exitosa en muchos casos de TOCs y todos deberían probarla.

Terapia de la integración reflexiva

Esta terapia utiliza patrones de movimientos gentiles para desarrollar conexiones nerviosas entre el cuerpo y el cerebro. La Dra. Svetlana Masgutova es la mayor contribuyente a esta terapia y ha desarrollado el método MNRI (Masgutova Integración del reflejo neuro sensomotor) llevado a cabo por el Instituto de Educación Svetlana Masgutova.

El método MNRI fue diseñado para facilitar el proceso de emergencia, maduración e integración de los patrones del motor reflejo primario. La Dra. Masgutova lo describe como un reflejo automático del sistema nervioso como un resultado de un gatillo de un estímulo. (Por ejemplo, el tacto, el momento, etc.). Los reflejos desarrollan y nos permiten funcionar en nuestro ambiente. Los reflejos tempranos de nuestra infancia se originan en sensaciones y permiten que un niño desarrolle un patrón predecible. A medida que el niño se desarrolla, utilizará el patrón de la mejor manera posible.

Sin embargo, estos patrones pueden interrumpirse o integrarse de mala manera. Puede transformarse en una expresión incompleta del reflejo. Los reflejos se originan en las sensaciones, por esto un niño con dificultad para procesar la sensación, tendrá problemas con la expresión e integración de ciertos reflejos. En estos casos es necesario brindar un mayor input para gatillar una respuesta, además de crear una necesidad de un estímulo inapropiado como arrancarse el pelo.

Estos estímulos inapropiados se reducen trabajando en el desarrollo de vías naturales y conectando reflejos desintegrados y logrando mejores conexiones nerviosas entre el cuerpo y el cerebro.

El método MNRI es una terapia gentil no medicinal que apunta a resultados de largo plazo que reestructuran los reflejos y necesidades de estímulos.

Medicación

La medicación ha sido probada efectiva y más decepcionante que la terapia y en general desalentamos su u so por varias razones:

- La mayoría de los medicamentos (Prozac, anafranil, finoxetina, etc.) afectan la serotonina química encontrada en el cerebro No se sabe si cantidades anormales o una falta de serotonina puede ser una causa o efecto de la tricotilomanía. Se dice que la serotonina cumple un rol regulador de ansiedad y que sus niveles pueden verse influenciados por factores externos, como el sol, la dieta y el ejercicio. Sin embargo, no hay evidencia de que sea la responsable de la tricotilomanía.

- Hay muchos efectos colaterales al tomar estos medicamentos más o menos complejos y/o serios y pueden llegar a exacerbar muchos TOC.

- El uso de medicamentos con glutamato, un químico totalmente distinto – ha sido probado más efectivo (ver sección aminoácidos) que los antidepresivos y otros medicamentos que afectan la serotonina.

- Cuando uno investiga distintas medicamente, debe considerar los diferentes intereses involucrados. La industria farmacéutica alienta los más costosos. Los remedios preventivos y naturales raramente son la primera opción para la comunidad médica. Esto depende de nosotros. Encontrar oportunidades naturales y holísticas para curarnos.

La tricotilomanía se da por diferentes razones. Por eso una medicación no es buena para "todo".

Tal como nos informó un lector:

"A lo largo de la lucha de nuestros hijos durante los últimos años, también buscamos un único diagnóstico, con un Dr. Ruso muy famoso especializado en ASD. Ella creía que había una mediación que le causaba la tricotilomanía. No pudimos sacarnos esto de la cabeza y lentamente comenzamos la transición del medicamento.

Aquí estamos, nuestro hijo no se ha arrancado el pelo por 2 meses, dos semanas después de terminar con esa medicación. Estoy TAN agradecida, pero con miedo a la vez porque nos mostró lo fuerte que es el poder de las medicaciones químicas.

Alentamos a buscar todas las alternativas naturales disponibles. *Gracias a nuestro éxito y el de muchos otros, alentamos un tratamiento natural para la curación, incluyendo cambios en las dietas, ejercicio y atención plena, homeopatía, aceites esenciales, terapias que modifiquen comportamientos en lugar de medicación.*

Pruebe una combinación de otras terapias antes de embarcarse en una solución estrictamente médica.

Amino ácidos

Se ha investigado recientemente en la utilización del aminoácido N-acetilcistémia (conocido como NAC) en el tratamiento de TOCs como la tricotilomanía, entre otros. Los resultados son alentadores y NAC ha resultado de gran ayuda en la reducción de estos impulsos. De acuerdo con la Biblioteca Nacional Americana de Medicina y al Instituto Nacional de Salud, *un 56 de los pacientes mejoran mucho con el uso de NAC, comparado con un 16% que tomaron placebo. Luego de 9 meses de tratamiento se notó una mejoría significativa.*

Esta es una gran noticia no sólo porque es una herramienta más contra la tricotilomanía, sino porque estos resultados positivos motivan a seguir investigando este TOC, muy raro hasta el momento. Recently there has been much research into using the amino acid N-acetylcysteine (otherwise known as NAC) in the treatment of obsessive-compulsive conditions such as hair pulling, skin picking and nail biting.

NAC afecta la cantidad de glutamato en el cerebro, causando excitación y alentando la tricotilomanía.

NAC es un amino ácido que puede comprarse online en tiendas de comida sana o en nuestra web. (ver el final del libro para una oferta especial) para lograr un mejor resultado en una terapia farmacéutica, acompáñela con una terapia de comportamiento cognitivo. Si decide tomar NAC, consulte con su Dr. previamente.

Los aminoácidos pueden ser un elemento efectivo en un tratamiento para la tricotilomanía.

Considere una terapia

Considere comenzar una terapia y obtener ayuda profesional. Más allá de que muchos creen no necesitar o pueden combatir el TOC sin ella, no hay porque no pedir ayuda. ¿Porque intentamos reinventar la rueda? Consigue un terapeuta y aprovecha el conocimiento y experiencia previa. Benefíciate de contactos y recursos que puedan ofrecerte. Así como puedes necesitar un contador o un abogado para resolver otras cosas, busca un buen terapeuta para curarte de esta enfermedad.

Asegúrate de investigar con qué vas a trabajar, con versa con el/ella para ver qué tipo de abordaje propone. ¿Conocen la tricotilomanía? ¿Recomiendan mucho medicamento?

¿Son de la era "medicación"? ¿Utilizan varios métodos o proponen uno sólo? ¿Utilizan tratamientos alternativos como hipnosis y homeopatía o simplemente prescribe mediación? Verifícalo en redes sociales.

Es fundamental encontrar el profesional correcto para que la terapia sea efectiva.

Terapias de energía alternativa

Existen muchas terapias alternativas que pueden resultar efectivas para algunas personas.

- EFT (Técnica de libertad emocional), es una especie de acupresión psicológica con el potencial de ayudar con muchos temas emocionales y físicos.

- Muchos practicantes consideran que las emociones, el estrés y los traumas son energías estancas en nuestro cuerpo y que, presionando diferentes puntos de nuestro cuerpo, podemos hacerla fluir. EFT e simple y no invasiva y puede hacérsela uno mismo. No cura, pero alivia el estrés relacionado al pasado, preocupaciones, ansiedad o pensamientos negativos. Se trata de un proceso con varios pasos como: reconocer el miedo, recuerdo o emoción en la cual trabaja, identificar la causa detrás de la emoción, definir un objetivo respecto a la reacción física a ese problema, medir la intensidad y presionar en un punto determinado para eliminar la emoción.

Puedes buscar información online para identificar estos puntos y entender cómo llevar adelante una EFT.

- El reiki es una práctica espiritual utilizada como terapia alternativa que, si se combina con otros tratamientos, puede ayudar a solucionar problemas físicos, emocionales y mentales.

El reiki viene de Japón en los 80, desarrollado por Master Mikao Usmi, quien afirmaba que cada uno de nosotros somos potencialmente capaces de canalizar la energía vital y dirigirla a la curación. Una vez que comenzamos a recorrer el camino del reiki, accedemos a esta fuente inagotable de energía para tratarnos nosotros mismos y a los demás.

"Los tratamientos con reiki me han ayudado a obtener resultados positivos tanto física como emocionalmente. He tenido buenos resultados en lo que refiere al creciente del pelo y mejora del humor y disminución del estrés.

Esto me ayudó a tener más seguridad y mí misma y me dio fortaleza para continuar en el proceso de sanación."

Estos tratamientos consisten en una primera entrevista para entender la situación psicofísica del paciente. Luego el practicante coloca sus manos sobre el paciente para canalizar la energía. Intentará todo para dar los mejores resultados y luego podrá sus manos cerca del cuerpo del paciente, dejando que la energía universal fluya entre ambos. Las secciones duran unos 60 minutos, periodo en el cual el paciente puede sentir o no. La magnitud del sentimiento importa tanto para lograr que la sesión sea efectiva. Cada uno es diferente y reaccionará al reiki de distinta forma.

Los fans del reiki creen que ese tipo de terapia alternativa puede ser útil para resolver una serie de desórdenes, incluyendo la tricotilomanía. El incremento de energía puede calmar los folículos, acelerar el crecimiento del pelo, aliviar la picazón y promover la regeneración celular. Se trata de poner todo de sí para canalizar la energía.

"He sufrido de tricotilomanía durante años, intenten varios tratamientos para curarme. Con el reiki, el trabajo fue mayor porque me impulsó a realizar mucho trabajo interno. El Máster me invitó a mirarme por dentro para entender el porqué. A pesar de todo el trabajo que he realizado durante años, me sentí muy afectada por la tricotilomanía"

Luego de evaluar la situación en lugar de considerar la tricotilomanía como parte mía, la rechazaba y eso incrementaba mis síntomas paradójicamente. Una vez que teniendo esto tan básico, me permito sacarme el peso y empezar con el reiki con seguridad y serenidad.

Es importante recordar cuando trabajamos con la energía para la sanación que es necesario que el paciente se revise emocionalmente y permitirse la sanación. Antonella Braman, Máster de reiki contaba que ella tuvo mucho éxito ayudando a aquellos que sufren de condiciones reiterativas en su cuerpo y que muchas veces el primer obstáculo para el éxito es la dificultad del paciente en sanar. Esta condición se transforma en un compañero que brinda seguridad y de cual es difícil separarse.

Afrontar la terapia con seguridad es clave para tomar la decisión de sanar. Debemos siempre tener presente que intentar es la base de un camino exitoso. Si continúas en el camino del reiki, podrás transformarte en "Practicante de reiki de primer nivel" y así podrás impartir reiki y podrás hacértelo tú mismo. Estas herramientas son muy útiles en los momentos en que te dan ganas d arrancarle el pelo.

"He sufrido de tricotilomanía desde niño y decidí intentar con reiki, además de la psicoterapia por consejo de un amigo. Una vez que ví lo exitoso que es el reiki para tratar mi TOC, decidí continuar con el primer nivel. Hoy puedo decir que el reiki es muy bueno para la tricotilomanía y decidí transformarme en Máster"

El reiki lleva a mejorar la concentración, permitiéndole a uno aclarar su cabeza, relajar el cuerpo, enfocarse y cuidarse. Necesidad un lugar silencioso, música para relajarte, un temporizador de reiki. (aplicaciones gratis) y tus manos. Puedes buscar un centro de reiki online o un Máster que te acompañe en los primeros pasos.

Los tratamientos abordados desde una perspectiva positiva y confiable, pueden ser muy buenos aliados en este proceso.

Vivir con tricotilomanía

Abrazando tu único yo

Abrazar este desorden es un paso muy importante. Hay que aprender a vivir con él. ***Aceptamos la tricotilomanía y hagamos las paces con ella.*** Solo así podrás comprender que es una condición médica tratable y de esta forma armarse para combatirla.

Puedes tomarlo como un desafió que te ayudará a ser una persona más fuerte. Quizás algún día, una vez que lo tengas controlado, puedas ayudar a otros.

Acepta la tricotilomanía como parte de tu historia.

Ser un ex tricotilomaniaco

Es esencial entender que un ex tricotilomaníaco no será nunca uno tricotilomaniaco recuperado. Es como ser un ex fumador. El tirón de pelo será siempre parte de tu historia y debes permanecer alerta. A medida que pase el tiempo todo será más sencillo, pero nunca desaparecerá totalmente. Debes ser consciente de esta debilidad y mantenerte alerta. Llegará un momento en el que será algo presente pero no será muy pesado.

Una vez que admitimos esta debilidad y podemos hablarlo con los demás, puede ayudarte a permanecer fuerte y dejarte ayudar.

Es vital contar con una estrategia para los casos de recaída. De ser así, no te desanimes, perdónate la debilidad y maneja la situación.

Reconoce y haz las paces con el hecho de ser un ex tirador de pelo y siempre lo serás.

Cómo manejar las recaídas

Una cosa muy importante para tener presente: las recaídas son normales y debes estar preparado. ***Enfócate en la sanación gradualmente más que en la radical, que solo te causará frustración y pérdida confianza.*** El entrenamiento de los patrones neurales y de los sistemas para sanar llevan tiempo. Cuando recaigas, no dramatices. Reponte, desenvolverte, recuerda todo el esfuerzo realizado y vuelve a empezar. Entiende que, si eres capaz de hacer un progreso, entonces todo es posible. Debe transformes en un comportamiento arraigado con tiempo y paciencia.

Las recaídas son normales y debes estar preparado para ellos y principalmente sé amable contigo mismo.

Herramientas para la tricotilomanía

Una mentalidad exitosa: utilizar la visualización.

El primer paso para lograr lo que quieres en la vida es decidir lo que quieres – Ben Stein.

La visualización es una herramienta muy potente utilizada por deportistas exitosos, profesionales y líder regularmente consiste en imaginarse exactamente lo que deseas para poder alcanzarlo. Este ha sido el objeto de muchas investigaciones y se basa en el hecho de que el cerebro no puede reconocer la diferencia entre la realidad y la imaginación. Si te imaginas algo claro y frecuentemente, el cerebro lo toma como cierto y va a hacer todo lo posible por tomar estas visualizaciones como reales y tratará de conseguirlas.

Algunas pautas para visualización:

- Debes ser muy específico en lo que deseas. Visualizar lo más detalladamente posible. Incluye sonidos, aromas y emociones, todo con el mayor detalle posible. Recuerda que estás programando tu cerebro para lograr aquello que visualizas. ¡Hazlo bien!

- Visualiza ene le presente. "Me gusta recibir un piropo sobre mi pelo", en lugar de "sería feliz sí" o "soy feliz de tener un pelo tan hermoso" en lugar de "el día que no tenga más manchas de calvicie voy a ser feliz".

- Cuando tengas un pensamiento negativo que empañe tu vida, apártalo, ponlo en blanco y negro, redúcelo a un punto y luego imagínate despidiendo ese pensamiento.

- A su vez puedes identificar tu condición como algo intimidante. Haz tal como harías con alguien que te intimida, hacérselo saber e ignora la burla.

"Mi consejero sugirió que "personalice" mi pestaña empujando el impulso. Me dijo "pregúntale qué quiere de ti". ¡Por eso es por lo que ahora cuando tenga el impulso, digo algo así como "Mira! Me has molestado desde que era adolescente. Tengo 56 años y sigues haciéndolo. Deja de molestarme. Luego me visualizo estrangulando el impulso. Este proceso me ha resultado útil". Déjame sola" le repito.

- Visualiza diariamente cuando te levantas y antes de irte a dormir. Puedes crear una pizarra de visualizaciones, con imágenes y citas que te inspirarán cuando la mires.

- Incluye todos los detalles relacionados con tu vida. No solamente el tirón de cabello. Imagina tu casa, vacaciones, el tiempo que pasas con tus hijos, una vida completa que quieras vivir. Visualiza diariamente cuando te levantas y antes de irte a dormir. Puedes crear una pizarra de visualizaciones, con imágenes y citas que te inspirarán cuando la mires.

- Recuerda – el cielo es el límite. Cuantos más deseos tengas, más obtendrás. Si ni siguiera puedes imaginarte el éxito, seguramente no vendrá.

- Completa una tabla como la siguiente para comenzar. Asegúrate de fijar objetivos medibles, detallados y con una vigencia determinada.

Relaciones	Financiero	Profesional	Tirón de pelo	Personal

Visualiza una y otra vez, no tiene costo. ¡Aprovecha!

Hipnosis y auto hipnosis

Ambas pueden ayudarte a conquistar tu yo que luca contra la tricotilomanía. *Conscientemente tú sabes por qué no debes arrancarte el cabello, pero necesitas sentir y no solamente pensar que está mal lo que haces.*

¿Cómo funciona la terapia de hipnosis?

"Este tipo de hábitos y compulsiones como la tricotilomanía tienden a transformes en comportamientos automáticos donde uno se apaga en diferentes niveles y pasa como a un sueño o trance. El hábito se adentra en el sub-consciente. Por eso es tan difícil sobreponerse al a tricotilomanía simplemente a base de fuerza de voluntad. La hipnosis te introduce en un estado de trance donde te relajas como en un sueño.

El subconsciente es muy receptivo a ideas nuevas a información cuando está relajado, por ejemplo, parar de tirarte el pelo u otros pensamientos de los que te quieras liberar. Pueden surgir nuevas ideas en lugar de tirones de pelo. Comienza el cambio más o menos rápido. La hipnosis supone que quieres lograr tu objetivo de forma consciente, así es que concéntrate en los beneficios del cambio de forma consciente.

He desarrollado una autohipnosis para los tiradores de pelo basada en mi experiencia ayudando mediante la terapia de la hipnosis en mi clínica. Descubrí que la mayoría de los tricotilomaniacos necesario varias sesiones porque ya forma parte de la identidad de cada uno.

El tratamiento se basa en la aceptación y control del desorden. Mis clientes se veían beneficiados por la repetición de la hipnosis, así como las técnicas diseñadas para sobreponerse al problema.

He visto personas transformadoras por un corto período de tiempo, aunque los más sabios no se quedaran quietos, siempre alertas a su "ex" condición y a su vulnerabilidad a las recaídas en momentos de estrés.

El hecho de conocer tus debilidades te pone en una posición de poder para que puedas reconocer cuando debes hacerte a un lado.

El hecho de asumir esta condición y qué es lo que causa y el cambio subconsciente dado por la hipnosis combinados, puede funcionar para la mayoría de los tricotillomaniacos.

Hay muchas formas de introducir la hipnosis en el tratamiento. Puedes adquiere un audio de Rachel Eccres por ejemplo, consultar con una especialista en hipnosis o

intentar la auto hipnosis.

Sigue las siguientes instrucciones para practica auto hipnosis como parte de la rutina diaria:

1. Desarrolla la sugerencia que utilizará durante la auto hipnosis. Debe ser:

   o Positiva, sin palabras negativas.

   o Corta, entre 6 y 15 palabras.

   o Significativa, realmente es lo que querés que pase.

   o Posible, algo alcanzable. Evita los límites.

   o Diaria, una sugerencia por vez.

Por ejemplo, "cada día no me arranco mis pestañas".

2. Escribe tu sugerencia en un papel.

- Claramente y con buena escritura.

- Escribe como si le estuvieras escribiendo a tu mejor amigo/a ú ser querido.

- Concéntrate y escribe lentamente pensando en el significado de cada palabra a medida que vas describiendo.

- Repítete el mensaje una y otra vez en voz alta y escúchate atentamente. Piensa en qué significa cada palabra que dices.

3. Busca un espacio tranquilo donde puedas relajarte y ser tú misma. Puedes poner música de fondo (no cantes).

4. Deberías programar la autohipnosis 3 veces al día:

- Cuando te levantas en la mañana – lo antes posible

- En la mitad del día, mejor después del almuerzo.

- Antes de irte a dormir de noche.

5. Siéntate a o recuéstate cómodamente y busca un punto en el que focalizarte. Respira profundo, relájate y libera la tensión con cada exhalación. Respira serenidad y exhala tensión.

6. Cierra los ojos y sostiene la respiración por 10 segundos por lo menos y exhala lentamente liberando toda la tensión de tus músculos.

7. Una vez relajado/a y respirando lentamente, comienza una cuenta regresiva de 5 a 1. A medida que vas contando, vas ingresando en un mayor relax, cada más profundo con cada respiración y cada número que cuentas.

8. Cuando llegues a 1, siente como te sumerges en un estado muy relajado de la mente.

9. Ahora comienza a decir, en tu mente, las palabras que quieres programar en tu subconsciente, y repítelas 20 veces. Cada vez que dices la frase, mueve la punta del dedo hacia la punta del pulgar. No te apresures. Ve lenta y profundamente. Una vez que lo entiendes, el proceso se vuelve automático y no tienes que prestar tanta atención a los movimientos de la mano y/o palabras. Esto puede llevar unos días.

10. A medida que vas mejorando, enfócate en relajarte cada vez más profundamente hasta estar 100% relajado. No te apresures. Cuando te sientas capaz de pensar en otras cosas, intenta compatibilizar la sugerencia con los siguientes pensamientos:

- o "Cada una de las palabras que escuchas te lleva a relajarte cada vez más profundamente hasta un estado tota de relajación".
- o "Puedes ori mis palabras sugiriéndote ideas. Éstas harán tu vida más sencilla".
- o "Cada vez que hago este ejercicio logro un efecto más fuerte y positivo. Luz sugerencia me ayuda a mejorar mi vida y más aún cuanto ´más me relajo durante el ejercicio".

Lo básico de la hipnosis es que la mente está más receptiva cuando está calma y el cuerpo está relajado. La clave del éxito es relajar el cuerpo y silenciar la mente.

La hipnosis puede ayudarte a preparar la mente y cambiar tus comportamientos.

Abordaje del problema

He denominado este método como "abordando el problema"
Esto significa que cuando tengas una recaída y mires a tu
alrededor, veas tu vida y analices que otros cambios puedes
realizar, no solamente verás la tricotilomanía desde otra
perspectiva, sino que podrás enfocarte en otros aspectos.
*Contar con objetivos en otras áreas de tu vida, y viendo
resultado, te dará una sensación de realización que
incrementa tu seguridad y sentará las bases del éxito en
los aspectos más complejos como la tricotilomanía.
Comienza con pequeños cambios para mejorar tu vida y
siéntete más seguro y más feliz.*

El éxito genera éxito. Por ejemplo, el caso que trata el libro de Charles Duhiggs "El poder del hábito" (una lectura recomendada – vea nuestra sección de recursos recomendados) cambiando el ejercicio de sus hábitos y viviendo el día a día, logró dejar de fumar. Trabaja en construir una vida mejor ladrillo por ladrillo y comenzando con metas pequeñas y fáciles de lograr y verás cómo se transforma tu vida. No solamente podrás con la tricotilomanía, podrás transformar tu vida. Una gran propuesta.

Trabajar en vivir una vida feliz y completa más que en vivir obsesionado con la tricotilomanía.

Sistema Tric en 8 pasos

Este sistema está probado para ayudarte a no arrancarte más el pelo sin importar el tiempo que haya pasado. Estos pasos junto con las herramientas mencionadas anteriormente, te ayudará a diseñar un plan efectivo para la cura de la tricotilomanía.

1. Antes de comenzar

Sé amable contigo mismo. No estás solo y no sos "raro". Sufres de esta enfermedad legítimamente. Puedes con ella, pero es un proceso duro, por eso es que debes ser amable contigo mismo a lo largo del camino. Si tienes un traspié y te arrancas el pelo, no te regañes, acéptalo y retoma el camino hacia la sanación. Siempre me comparé con mi marido que estaba dejando de fumar y traté de entenderme tal como lo entendí a él. ¡Es duro, pero SE PUEDE!

2. Reconocer la enfermedad

Asume tu problema. Lo primero que debes entender es que sufres un desorden tratable, no un problema de fuerza de voluntad o de suerte. Proviene del resultado del maquillaje genético, humores y antecedentes. Es una condición que necesita tratamiento, no algo para autoflagelarte. Por otro lado, no te convenzas de que está todo bien. La tricotilomanía puede considerarse un autoflagelo y puede ser una adicción por lo que hay que asumirlo y tratarlo. Mi gran ruptura fue el momento en el que finalmente me di cuenta de que mi enfermedad era legítima. Esto me liberó de la culpa y vergüenza que tenía y me permitió seguir adelante y buscar el mejor tratamiento para mi propia versión de tricotilomanía. Acknowledge that you have a problem.

3. Reconocer el momento de la verdad

Conoce tus gatillos. La enfermedad se vuelve adictiva y por el dolor natural que nos proporcionan las autolesiones; la morfina natural del cuerpo entra en acción. ¿Cuándo te arrancas el pelo? ¿De noche mirando TV? ¿Cuándo hablas con tu suegra por teléfono? ¿Cuándo lees o trabajar en tu computadora? Haz una lista de tus gatillos y al lado de cada uno apunta una actividad alternativa que te hará sentir mejor en ese contexto.

La principal causa de la enfermedad puede ser genética y/o ambiental y los investigadores ven similaridades entre los gatillos para este TOC. Una infancia angustiante, relaciones tempranas perturbadoras con los padres pueden ser la causa. Hay un estudio que muestra que "/3 de los pacientes experimentaron al menos un evento traumático en sus vidas, y 1/5 de ellos fueron diagnosticados con estrés post-traumático. Esto ha llegado a creer que puede existir una forma de sobrellevarlo. En tu caso, más allá de que es lo que haya causado la enfermedad, piensa en qué tipo de situaciones te hacen recurrir a arrancarte el cabello. ¿Lo haces solamente cuando estás deprimido? ¿Enojado? ¿Confundido? ¿Frustrado? ¿Aburrido? Una vez que hayas identificado estos gatillos, puedes encontrar otras formas de abordarlo.

4. Apunta cuando te arranques el pelo y lleva un diario al respecto.

Lleva una agenda de estos episodios. Es una forma de tomar conciencia de los momentos, gatillos e impacto de estos episodios. Registra fecha, horarios, ubicación y cantidad de pelos que te arrancas y con qué lo hiciste. Escribe tus pensamientos o sentimientos en ese momento. Es una buena forma de libérate de la culpa y de expresar cómo te impacta en la vida diaria. Podrás identificar tus debilidades y estados mentales. Siendo más consciente de estos momentos y sentimientos vas a ser capaz de dominarlos. Puedes sorpréndete de ver la cantidad de pelo que, y has arrancado, en cuanto tiempo has invertido en esto. También puedes sorprender de encontrar momentos en los que arrancarte el pelo de los que no eras consciente. Este diario te ayudará a expresar tus sentimientos. Haz una lista de las consecuencias que has experimentado por la tricotilomanía.

Puedes incluir comentario de personas que hayas padecido, delineadores y parches. Relaciones, cifras frutadas, momentos compartidos con algunas personas por miedo a que te descubriesen.

5. Diseña un plan

Diseña un plan que te ayude a parar con esta enfermedad, un plan que te ayude a reconocer, interrumpir y buscar alternativas. Esto implica darse cuenta de que sientes cuando te arrancas el pelo y luego interrumpir los sentimientos, escuchado la visualización positiva instalada en tu mente. Luego elije una acción alternativa, algo que te relaje o que te ayude a afrontar el momento d ella verdad. Alternativas a tus emociones, aquellas que te ayuden a aclarar la mente, respirar profundo, entrenar tu visualización, dibujarlo o escribir, llevar a un amigo que sepa tu sufrir o no, comenzar con una actividad manual como cuentas, tejido o juegos de video. Muchas personas han recurrido exitosamente a recordatorios físicos como pesas en los brazos, guantes, uñas falsas como obstáculos.

6. Mantén un aceite natural a mano. (ver

https://trichotilomaniastop.com/hair-growth-oil/)

Fue mi clave del éxito para dejar de arrancarme las pestañas. Esta desarrollado específicamente para calmar y suavizar los folículos, así como para estimular el recrecimiento del pelo. Lo desarrollé como una ayuda que me permitió resolver mi condición y lo usé cada vez que tuve el impulso de arrancarme el pelo. Sufrí de picazón y folículos irritados y el suero fue un alivio para la sensación física de mi incomodidad. Lo grasiento del aceite me hacía difícil arrancarme l pelo y me resultaba reconforte alimentar los folículos del cabello y estimular su recrecimiento.

Mantén el aceite cerca en los momentos de mayor susceptibilidad y tómalo como una alternativa, así como un calmante y recordatorio de un gatillo que puedes eludir. (ver el final del libro para una oferta especial)

7. Busca lo que funcione para tí

El sufrimiento de cada paciente es distinto. Utiliza este sistema para diseñar un plan personalizado para tu propia condición.

8. Desarrolla actividades auxiliares

No eludas la visualización y la auto-hipnosis. Son herramientas poderosas que combinadas con este sistema te llevará por un camino exitoso contra la tricotilomanía.

Los mejores tips para sobrellevar la enfermedad

Estos tips junto con los pasos a seguir en el sistema tric te ayudarán a sobreponerte.

La clave son los sistemas y las estructuras.

No dejes tu tratamiento al azar. Pon en su lugar un plan concreto y elimina el caos de tu vida. Esto es clave para el éxito. Tal como mencionamos anteriormente, sólo con llevar a cabo pequeños cambios en otros aspectos de tu vida, puede tener efecto en la enfermedad. No tienes que ser extremadamente rígido.

Si tienes una fiesta y no puedes seguir con tu rutina, está bien. Puede ser flexible, pero date un marco en el cual trabajar.

Junto con esto, cambia su estilo de vida, tus hábitos y

lograrás interrumpir los patrones que te lleven a arrancarte

el cabello.

Por ejemplo, si sabes que tienes momentos de debilidad en la noche frente a la tv, elije otra actividad para ese momento- sal a caminar, haz ejercicio, toca un instrumento musical. Si te encuentras mirándote al espejo durante horas, luego de bañarte en la noche, comienza a ducharte en la mañana cuando no tienes tiempo y tienes que irte a trabajar.

Si logras acomodar un poco las estructuras esqueléticas y ascendiendo la rutina diaria, podrás crear una atmósfera exitosa para tu tratamiento

Las recaídas

No te sientas abatido ante una recaída. Esto es normal y natural en el proceso. Aprende de los errores para entender mejor la enfermedad y desarrolla la mejor solución para tu condición.

Anota todos tus errores en tu diario, intenta entender por qué suceden y sugiere tus propias soluciones. Utiliza estos traspiés como una oportunidad de aprendizaje de tu desorden personal. ***Recuerda que el verdadero éxito es poder controlar tu comportamiento y que resulten en arrancarte cada vez menos el pelo.*** Tu objetivo no debe generar frustración por parar definitivamente HOY, esto puede llevarte a una recaída. Este debe ser un proceso gradual, disminuir la frecuencia hasta que llegue el día en que te despiertes y te des cuenta de lo mucho que hace que no te arrancas el pelo.

Toma la recaída como una experiencia de aprendizaje y continúa la sanación, es un proceso gradual.

Identificar exitosamente los gatillos

Inevitablemente vas a tener episodios en el que vas a tener ganas de arrancarte el pelo sin motivo ni gatillo aparente (más allá de que siempre hay uno latente). Puedes utilizar algo físico que te ayude a identificar tus gatillos como sentir los brazos pesados, cuando estás entrando en trance y no te des cuenta (or ejemplo hablando por teléfono, mirando tv, leyendo o trabajando en la computadora).

También puedes darte cuenta que determinadas situaciones aprietan el gatillo. Quizás confrontando con un pariente, hablar con tu jefe o asistir a un evento te causa estrés que luego se manifiesta en la enfermedad. Una vez que entiendas estas situaciones, podrás poner cada cosa en su lugar y te permitirá recorrer el peligro, ser más consciente y permitirte crear una película diferente a las que siempre creas en tu cabeza.

Si entiendes cuáles son tus gatillos personales, serás más consciente y podrás tomar medidas que eviten caer en la tricotilomanía.

Utiliza una distracción

Debes tomar el hábito de realizar alguna otra actividad cuando tienes el impulso de arrancarte el pelo. Sal a caminar, teje, escribe en tu diario, etc. *La distracción no implica solamente hacer otra cosa, se trata de reentrenar el cerebro hasta que comience a ver como natural el hecho de no responder a nuestro impulso de arrancarnos el pelo.*

En la medida que intentes actividades de distracción, vas a poder reorganizar tu vida de forma positivas. Analiza la forma en que inviertes tu tiempo. Estás mirando mucha TV o pasado mucho tiempo sola/o? ¿Estás haciendo mucho ejercicio o con amigos? ¿Pasas mucho tiempo en FB comparándote con los demás convencido que viven una mejor vida que la tuya? (hay datos que dicen que las personas que pasan mucho tiempo en FB son menos felices que las que no lo hacen).

Prueba distintos hobbies y busca una actividad que haga calmar a tu corazón. Una actividad que puedas desarrollar con alegría y confianza y que puedas liberar tu mano haciendo otra cosa. No importa lo que sea o que tan bien lo realices. Lo importante es que la disfrutes. Joyería, colección de estampitas, mecánica de autos, todas tareas muy constructivas para pasar el tiempo. También puede ser baile, thai chi, otros deportes que puedan distraerte, aprender un idioma nuevo. Existen muchas actividades y lobbies que puedes probar y seguramente te enamores de uno.

Piensa en algo que siempre hayas querido hacer y compra un libro sobre eso en Amazon. O mejor aún, inscríbete en una clase en un centro cultural local o en un colegio comunitario.

No solamente te servirá como distracción, sino que y ayudará a comenzar con pequeños cambios en tu vida diaria que luego se transformarán en grandes cambios en tu condición.

Un hobby o actividad distinta te dará seguridad, distracción, una mirada fresca y la posibilidad de conocer gente nueva.

Utiliza aceites naturales y aromaterapia

Los aceites orgánicos (oliva o jojoba) y hierbas (romero, tomillo, lavanda) pueden usarse diariamente para reducir los impulsos de la enfermedad y a sanar tus folículos y a que el pelo crezca.

Además, éstas esencias tienen un efecto calmante en nuestra psiquis y ayuda a liberar tensiones y estrés.

La medicina natural se utiliza para diferentes condiciones en muchos países líderes en sanación. En Europa, el aceite de oliva se usa hasta para la colita de los bebés.

Usa todos los productos naturales para suavizar tus folículos, trata tu tricotilomanía y fomenta el crecimiento del cabello.

Considera una mascota

Considera una mascota

Si te gustan los animales, consigue una mascota. Algunas investigaciones han demostrado que los animales son muy buenos en muchos tipos de terapia. Las mascotas disminuyen el estrés y hacen feliz a las personas. Tener una mascota tiene muchas ventajas. En primer lugar, te dan una actividad que sirve como distracción y te ayuda a conocer gente nueva. ***Sacar a tu perro a pasear hace más entretenido el ejercicio y además te permitirá conocer otros dueños de perros.***

Cuando sientes que está por llegar un episodio de tricotilomanía, ponte a cepillar a tu gato. No solamente sirve como distracción y mantendrá tus manos ocupadas, sino que peinar en tu mascota está probado como un liberador de estrés. Cuidar a tu mascota te brinda responsabilidad y amabilidad, así como también realización.

Finalmente, y muy importante, los animales eso una fuente de amor incondicional. *Un animal te brindará amor, confort y te mantendrá ocupado/a.*

Espejito, espejito ...

¡Basta de mirarte al espejo! Examinar el área simplemente hará que tu atención se enfoque en eso y en tu fracaso por no poder controlarte. Los pacientes expresan los momentos en que se encuentran en estado de trance frente al espejo, muchas veces sin si quiera darse cuenta de esta situación. ¡La única manera de evitar esto es sacar los espejos cercanos a la cama y poner una cruz en todo el resto de los espejos de la casa para recodar que debes PARAR! Apaga las luces cuando estés en el baño para no tentarte mirando al espejo.

Si has confiado en un pariente y le has contado lo que te pasa, pídele ayuda para que te recuerde gentilmente o te distraiga ante los espejos.

Este es un momento perfecto para usar el aceite natural para reentrenar tus vías neurales, ignorar el área y entonces cuando puedas mirarte por un segundo, te habrá crecido el pelo y no tendrás parches.

Parece tan sencillo, pero dejar tú mismo/a de mirarte al espejo constantemente puede ser lo más importante para tener paz mental y lograr el éxito.

Cuida tu dieta

Un cuerpo sano es la clave para sentar las bases de un ataque exitoso de la tricotilomanía y recuperar tu cabello. La nutrición contribuye a exacerbar los episodios de tricotilomanía. **Un cuerpo sano y sentirse bien es lo que crea un sentimiento positivo y de seguridad que necesitas para lograr un tratamiento exitoso.**

Evita los alimentos procesados, come de forma balanceada y haz deporte cada vez que puedas. El ejercicio mejora la circulación del cuerpo y el cuero cabelludo, lo que puede resultar en un crecimiento del pelo más acelerado. Come lo que tu cuerpo necesita para combatir la tricotilomanía, mantén los folículos de tu pelo sanos y déjate crecer el pelo rápidamente

Eat the foods that your body needs to beat Trich, keep hair follicles healthy and grow strong hair back quickly:

• La vitamina A es esencial para el crecimiento del cabello. Los alimentos naturales incluyen mango, naranja, zanahoria, boniato y jugos. No tomes demasiados suplementos porque pueden hacerte perder cabello.

• La vitamina B refuerza la producción de hemoglobina, lo que ayuda a que los folículos reciban oxigeno suficiente para permanecer sanos y promover el crecimiento del cabello. Come batatas, garbanzo, porotos, papaya, pechuga de pollo, arvejas, espárragos, el ácido fólico contribuye al crecimiento natural del pelo.

- La vitamina E ayuda a la circulación sanguínea en el cuero cabelludo y mejora el crecimiento del pelo y le podemos encontrar en la mayoría de las cereales, almendras, aceite de cártamo, aceite de girasol y aceite de soja.

- La vitamina C desarrolla colágeno necesario para el crecimiento de un cabello fuerte. Come kiwi, guayaba, morrón rojo y naranjas.

- Utiliza suplementos herbales como valeriana, pasionaria o hierba de san juan. Se usan generalmente como sedantes naturales.

- El té verde contiene teatina, un aminoácido que potencien el estado de ánimo y disminuyan el estrés. Disminuya la tensión arterial, colabora con las funciones del cerebro y tiene muchos otros efectos positivismo en la salud. Para obtener el mayor beneficio, asegúrate de usar la hoja entera y cumplir con los pasos para hacer el té cuidadosamente. (las bolsitas de té en agua hirviendo, pierde sus propiedades saludables).

Asegúrate de tener suficiente potasio, calcio, zinc y magnesio. Si tienes deficiencia de alguno de estos minerales, puede estar relacionada con este tipo de desórdenes (pasa hasta en las vacas.

Una dieta sana y balanceada te dará la confianza y te ayudará a curarte

Evita los químicos

Ya sea en tu dieta, en tus artículos de limpieza del hogar, una medicación o tus cosméticos, disminuye los químicos ya. Hoy en día los químicos pululan y se muestran como la cura de todo, desde una nariz congestionada hasta el olor de los perros en las alfombras. Los químicos pueden ser nocivos. La sobre exposición a químicos comunes, puede ser más dañina de lo que se creía. Los productos tips que consumismos sospechosos se consideran sospechosos ante el aumento en los índices de ciertas enfermedades como el cáncer, autismo, etc.

Esto incluye los cosméticos. No utilices cremas de alto contenido químico, maquillaje o delineadores porque pueden resultar irritantes, y por ende causar episodios de tricotilomanía.

Utiliza únicamente productos naturales como aceites esenciales y herbales, y disminuye los químicos de su rutina diaria.

El maquillaje

Maquíllate lo menos posible a pesar de que el maquillaje resulte muy tentador para tapar los tirones de pestañas y cejas. El maquillaje agrava el problema, no fomenta la sanación y malgasta tu energía analizando los resultados de la enfermedad, específicamente las pestañas. El pegamento irrita los folículos causando pérdida de cabello. Cuando estés en tu casa o con tu familia y amigos trata de olvidarte del maquillaje.

Claro que hay momentos en que vas a querer maquillarte, y es normal. Usa un delineador orgánico, suave, liviano o un lápiz para las cejas.

Si necesitas maquillarte, asegúrate de hacerlo con ingredientes neurales y usa lo menos posible. Yo, por ejemplo, tengo muchas ganas de usar más máscara que me permita mostrar las pestañas que tanto trabajo me han costado recuperar. Pero sé que los químicos agravarán mis folículos, y la irritación va a alentar contra mis sanaciones. Por eso es por lo que por más frustrante que sea, evito completamente el uso de maquillaje en mis ojos.

Evita las pestañas postizas, usa solamente maquillaje natural o mejor aún, sal de paseo.

Dale una chance a la homeopatía

La homeopatía puede ser efectiva y ayudarte a controlar tus impulsos. En Estados Unidos no se sabe mucho al respecto a diferencia de muchos otros países que promueven la homeopatía como una medicina preventiva y también como una cura activa. es más, en algunos países en los que el gobierno se hace cargo de los tratamientos médicos, la homeopatía se promociona y se paga con el objetivo de mantener los costos de salud en niveles bajos. Francia, por ejemplo, reembolsa los tratamientos homeopáticos preventivos o curativos.

La homeopatía es sorprendente efectiva en lo que refiere al equilibrio mental, emocional y físico del paciente.
La curación por homeopatía se usa exitosamente para tratar la ansiedad, fobias y ataques de pánico, ejerciendo un impacto positivo en el ánimo de los pacientes y auditando en

frenar la enfermedad Funciona como un estímulo, rompe con el trance ya idea al paciente a cambiar su foco de atención. Los remedios homeopáticos han mostrado resultados sorprendentes en ayudar a los pacientes a sentirse más seguros. El tratamiento homeopático es no tóxico, gentil, moderno y sanador. Trabajar junto con el propio impulso interno de la persona hacia el equilibro y la sanación, impacta la química del cerebro y ayuda al paciente a ganar fortaleza psicológica. El tratamiento homeopático está basado en la idea de que la mente y el cuerpo están interconectados dinámicamente y ambos influyen directamente en el otro y por esto es por lo que ambos deben ser tratados para obtener resultados efectivos.

Busca un homeópata para que te proponga un tratamiento personalizado o ármalo tú luego de investigar varias opciones. Hay muchos tratamientos naturales disponibles como complemento a otros métodos que puedas necesitar. Las flores de Bach por ejemplo pueden ayudar a calmar las emociones mientras tratamos problemas subyacentes. Esta preparación incluye agrimonia, haya, ciruela roja, castaño blanco, brote castaño y otras plantas calmantes. Otros tratamientos adicionales incluyen: hierba de san juan, valeriana y pasionaria.

Diseña tu propio tratamiento homeopático para influenciar tu cerebro y sentar las bases positivas para la sanación.

Ejercicio

El ejercicio tiene muchos efectos positivos en aquellos que sufren TOCs como la tricotilomanía. Produce niveles de serotonina, un químico en el cerebro que a menudo es culpable de estos desórdenes. Si trabajas en el reseteo del cerebro, reducimos los impulsos de arrancarnos el pelo (aunque no se entienda muy bien porqué). La filosofía milenaria nos enseña que la forma de vivir felizmente es tener un cerebro y mente sana. *Las rutinas deportivas estimulan el cerebro, producen endorfinas y nos hace sentir bien. Estos impulsos pueden reemplazar los de la tricotilomanía, así como también liberar la tensión que tenemos previo a uno de esos episodios.*

Cuanto más ejercites, más sentimientos positivos y mayor tu confianza y disciplina. Esto te iniciará en un espiral ascendente de refuerzo positivo.

Y como bono adicional mejora la circulación, lo que puede resultar en una sanación más acelerada y crecimiento del cabello.

Puedes utilizarlo también como una distracción cuando te sientes débil o cuando necesitas una actividad sustituta para estos episodios más allá de que puede resultar diferente motivarse, no te estrés pensando tengo que ir a un gimnasio, ser socio, hacer deporte en púbico. Empieza de a poco como salir a caminar cuando estás susceptible. Una vez que comiences a sentirte más seguro, puedes elegir otros deportes y asea en equipo o individuales como natación y BMX, soy, equitación o skate. Quién sabe, una vez que veas el progreso, puedes disfrutar hasta sumándote a una liga.

Una mente y cuerpo sanos son las bases para una vida feliz y en equilibrio.

Los beneficios del yoga, meditación y ejercicios de respiración.

El yoga y la meditación no son solamente armas naturales de tratar el estrés, sino que son la combinación perfecta de salud espiritual y corporal.

Medita una vez al día regularmente. Los resultados de la meditación duran todo el día. Intenta meditar todos los días a la misma hora. Hazlo para aclarar tu mente cuando tengas un episodio de tricotilomanía o te estés arrancando el cabello.

Elige un lugar calmo y confortable, comienza con pocos minutos hasta llegar a 3. El objetivo debería ser dejar tu mente en blanco.

Puedes usar técnicas de respiración como por ejemplo centrarte en sentir tu respiración, inhalando y exhalando o puedes seguir un audio de meditación. Concéntrate en cada respiración mientras que el aire entra y sale, una gran forma de promover la paz interna. Usa tu diafragma cuando respiras y aunque resulte una paradoja, empuja tu estómago hacia afuera cuando inhalas y viceversa cuando exhalas. Enfócate en tu respiración, deja de lado las preocupaciones o pensamiento si deja que tu mente esté en silencio y en el presente.

Al principio tu mente volverá a sus pensamientos, continúa trayéndola a tu respiración ahora en el presente. Con paciencia y práctica diaria podrás obtener paz interior.

Esto es lo que la llamamos "controlar la mente" o tu yo interior que repite pensamientos negativos. La mente puede llegar a decirle continuamente lo feo que es tu cabello o que te concentres en tus calvicies. La meditación te ayuda a limpiar cualquier emoción embotellada, liberándote del estrés. Te enseñará auto disciplina y cómo bloquear tus pensamientos de una mente frenética.

El yoga puede resultar útil como una especie de meditación activa. Es una práctica de la vejez que significa la conexión de la mente y el cuerpo. Es una gran herramienta que te ayuda con la atención plena y técnicas de respiración que pueden ayudarte a parar y concéntrate en lo que está pasando por tu mente. Te permitirá estirar tu psiquis y hacerte sentir fresco y menos estresado. Podrás controlar tu ansiedad. Puedes comenzar con un DVD, un libro o videos online.

En este sentido, puedes intentar con taichí o Qi Gong. Estas prácticas te permiten ralentizar tus movimientos y estar 100% consciente de tus acciones. Esto te permitirá ser consciente de tus episodios de tricotilomanía. De esta forma puedes enfocarte en lo que está pasando realmente y prestarle atención plena.

No te des por cencido en el corto plazo, estas actividades llevan tiempo.

La conexión entre el cuerpo y la mente promocionado por el yoga y la meditación, pueden sentar las bases sólidas de un tratamiento exitoso de la tricotilomanía

Acepta, perdona y déjalo ir

Acepta el pasado y todo aquello que te haya causado ansiedad y luego en lugar de vivir con ellos, déjalos ir. Deshazte de los arrepentimientos, el miedo, la ansiedad y vive el presente. Claro que es más fácil decirlo que hacerlo, pero piensa que es un paso muy importante hacia la sanación. Existen muchas investigaciones que dicen que el sobre análisis en terapia puede dañar más que sanar ya que refuerza la información impresa en tu cerebro. Si encontramos la fuente de inestabilidad emocional, damos un paso muy importante pero luego en lugar de tomar esta información y analizar una y otra vez, es mejor reconocerla que dejarla ir. Reconocer que lo que pasó ya pasó y que el presente es hoy que cada individuo controla su propio destino.

Si alguna persona del pasado ye ha herido con o sin quererlo, reconoce el daño, perdona y déjalo ir. Por más que sea muy difícil, no seas rencoroso/a, no señales con el dedo o culpes a los demás por tu situación.

Tienes que saber que tú eres fuerte y puedes controlar tu presente y cambiar. Hoy por hoy, nadie puede cambiar tu presente más que tú, así que toma el toro por las astas y enfrenta el desafío de brazos abiertos.

Deja que tu mente se concentre en lo Bueno, en lo positive. Si la dejas ingresar en el ámbito negativo, vuélvela a enfocar en lo positivo. Escucha tu intuición y sé amable contigo mismo. *Prepárate para enfocarte solo en las cosas que puedas controlar y que pueden hacer una diferencia en tu vida.*

Hoy es el primer día del resto de tu vida.

Elige la Felicidad

Esto puede resultar muy simplista pero tu estado mental es tu decisión generalmente. *La felicidad no es un estado, es una decisión.* Si vieras lo sorprendente que resulta la diferente que puede hacer una decisión activa de elegir la felicidad.

Si decides ser feliz es porque has entendido que son las pequeñas cosas de la vida las que nos hacen feliz. Puede resultar muy trillado o antiguo, pero es real. Observar una vida puesta de sol, una buena carcajada con un amigo tomando un café, un momento de silencio p ara leer un libro, son los secretos para una vida plena.

Deja de compararte con otras personas o buscando grandes acontecimientos para ser feliz, agradece a diario por los pequeños momentos felices. Si haces esta suma te vas a dar cuenta que la felicidad está a tu alcance sin importar la condición que padezcas.

La felicidad es una decisión

Prueba la hipnosis

Mientras que el hipnotizador tiene una reputación de cadenas de oro y de cacarear como un pollo, el hipnotizador médico está recuperando su credibilidad en el campo como un elemento médico importante del tratamiento de ver las enfermedades como adicciones y TOCs. *La hipnosis actualmente crea un estado de hiper alerta, dejando que el subconsciente esté abierto a sugerencias.* De hecho, David Spergel de la Universidad de Stanford ha probado el efecto de la hipnosis en el cerebro a partir de las mediciones científico.

Este libro pretender brindar una herramienta de auto-hipnosis (ver sección auto hipnosis), una herramienta efectiva para usar tú mismo. También recomendamos consultar con un profesional para darle continuidad al tratamiento.

Utilizar los poderes sugestivos de la hipnosis ha sido probado como útil para el tratamiento de los TOCs.

Un cambio mental

Cree en las habilidades para cambiar tus hábitos, tu vida es más importante de lo que te imaginas. *La mente puede determinar cómo funciona el cuerpo y también tu futuro.* Veamos por ejemplo el caso del Dr. Roger Banister, el hombre que corrió una milla en 4 minutos en 1950 por primera vez. Todos creyeron que era un récord inalcanzable, pero al año aproximadamente esta hazaña, unos 30 corredores hicieron lo mismo. No fue que en un minuto el mundo creó una nueva raza de super atletas, pero realmente el Dr. Bannister cambios la mente de muchos corredores. En lugar de decir "es imposible decían" "Yo puedo hacerlo". Y este cambio mental impactaba en el desempeño de su cuerpo.

El mismo poder mental utilizado por el programa de alcohólicos anónimos, puede utilizarse en el de la tricotilomanía.

Utilice reductores de estrés natural

Masajes, mascotas, paseos, música, jardinería. Todos reductores naturales del estrés.

Haz una lista de las cosas que te den alegría (ver la página del libro de trabajo sobre reductores de estrés personal) y recurre a ella cada vez que te sientas estresado/a ó con ansiedad. Escoge una actividad y ponte a ella para evitar caer en un estado mental negativo o de mayor tensión.

Estas actividades pueden ser activas como un deporte, tocar un instrumento, salir a caminar, tejer, pintar o bailar, o puede ser pasiva: escuchar música, hacerse un masaje, etc. Cualquiera de ellas debe lograr entretenerte. Si hacer un deporte te estresa, te tensionará, entonces haz otra cosa. Debería ser un momento de placer.

¡Disfruta de la vida!

Actúa AHORA

Picasso tenía razón, la acción es la clave del éxito. Ponte en acción ahora, aunque sea mínimamente Un poquito cada día y te encaminarás hacia el objetivo. No lo hagas solo por la tricotilomanía. Hazlo pate de tu vida. A medida que vas progresando, te sentirás mejor y más seguro gracias a tus logros.

"La acción es la clave del éxito" – Picasso

La espiritualidad

Cada uno tiene su versión sobre la espiritualidad y más allá de creer o no en Dios, estar en contacto con la espiritualidad es un paso importante para quererte a ti mismo. ***Necesita encontrar la paz internamente y lo que funcione para ti, ya sea religión, espiritualidad, asegúrate que todo lleva a amarte a ti.*** Muchas personas rezan, meditan, entran en contacto con su espíritu para sobrellevar este tipo de trastornos. Hazlo tú mismo o junto a personas similares ya sea en tu comunidad u online.

Explorar tu propia espiritualidad fortalece las bases de tu tratamiento contra la tricotilomanía.

Trucos

Mas allá de que necesitas un cambio y que los trucos adicionales como mantener tus manos ocupadas, no te llevará a un tratamiento de largo plazo, pero te ayudan a pensar en lo que estás haciendo y te dan una alternativa. Estos trucos pueden usarse también como parte del tratamiento como controladores del espíritu.

Comparto algunos tips que enviaron los lectores y seguidores del sistema Tric:

- Ponte caravanas con las que puedas jugar. Un padre conocido le permitió a su hijo ponerse piercing para que tuviera algo con qué jugar. Su madre me dijo "esto es pensar fuera de la caja".

- Prográmate para presionar tus dedos y contra otros (o apretar el botón) en lugar de arrancarte el pelo cuando tienes un episodio. Esto hará retroceder la reacción de tu cerebro a los gatillos gradualmente.

- Mantén tus uñas cortas en todo momento para que te resulte difícil agarrar el pelo.

- Prueba con las vías uñas de acrílico que dificultan el tirón.

- Cubre "la zona de tirón" con una bufanda o sombrero.

- Ponte una alarma como recordatorio en tu teléfono en las horas en las que te tiras del pelo.

El título del recordatorio debe ser positivo como por ejemplo "ESTAS EN CONTROL", "NO TIRES", "SACA A PASEAR A TU PERRO".

- Utiliza un aceite natural para resetear tu cerebro para que acaricie tus folículos en lugar de tirar.

- Coloca notas para ti por toda la casa. No te des órdenes solamente, envíate mensajes positivos como "Me merezco el amor" ó "Me merezco pestañas hermosas".

Si tienes ideas para compartir con otros, envíalas y las incluiremos en nuestra próxima edición de la tricotilomanía o en nuestra página web.

Tratando con otros

Uno de los aspectos más difíciles de los tricotilomaníacos son las relaciones sociales.

¡No te aisles!

Por más que quieras esconderte, la soledad solamente te causará más daño, más estrés y por ende las ganas de arrancarte el pelo. Esto no quiere decir que vayas a fiestas todo el tiempo, pero tampoco que declines todas las invitaciones sociales. Comienza lentamente, elige una migo o un familiar y confía en ellos. Pídeles ayuda, sal con uno de ellos por periodos cortos

La iglesia puede dar apoyo y una atmósfera de comprensión para cultiva amistades. Únete a un grupo de tricotilomanías u otros TOCs.

Puedes ir a conferencias del Instituto de Tricotilomanía

donde podrás intercambiar con pares.

¡Ningún hombre es una isla!

Conéctate a Internet, participa en foros y no temas pedir ayuda

Únete a grupos de apoyo off y online. Sé juicioso en la selección, prueba varios hasta que encuentres el que va contigo. ***Ten cuidado con la selección, busca el positivismo, la cura, el éxito, no elijas uno que esté lleno de quejosos y personas que quieren compadecerse entre sí.***

Recuerda que la tricotilomanía es una condición y por tal motivo, debes estar bien mentalmente para "ganarle". Rodéate de personas positivas. Esto es clave y es la fortaleza de las organizaciones como alcohólicos anónimos.

Si te rodeas de ganadores, tú también serás un ganador.

Evita las personas negativas y corta madera muerta

Evita las personas que te hagan sentir envidioso, tonto o desconforme contigo mismo. Sacadlos de tu vida. Basta de preocupaciones, tristeza y pesimismo.

Evalúa el efecto de las redes sociales en tu vida. FB te hace sentir mal? ¿Te comparas con otras personas? ¿Los libros que lees sobre tricotilomanía, afectan tus emociones negativas?

Tú eres lo que te rodea. Tus padres hicieron lo correcto en aconsejarte que elijas bien a tus amigos.

Comienza hoy relacionándote con los que te aman incondicionalmente, los que creen en ti y son positivos. Esto es lo que te mereces.

Evita la influencia negativa y rodéate de vibra positiva,

que es lo que más te ayudará a lograr el éxito.

La familia y los amigos: habla sobre tu condición y pide ayuda

Tienes que confiar en un grupo de personas más allá de que puedas permanecer en las tinieblas, confía en alguien. Esto puede resultar desalentador más que nada si la tricotilomanía está en áreas que no se ven fácilmente, pero es muy importante que pierdas la vergüenza. Si te abres a una persona querida, te sentirás menos solo, te recordarán no mirarte en el espejo o distraerte cuando estas en pleno, ayudarte a retomar el camino, recordarte que abraces el presente o estar para escucharte. *No debes tener vergüenza de pedir ayuda, al contrario, es una señal de fortaleza.*

Date cuenta de que todos tenemos problemas. Se dice que, si todos ponemos los problemas en una bolsa, mezclamos y repartimos de nuevo, extrañaremos los viejos.

Una vez que te abras sobre tu condición, puedes ofrécele todos los recursos disponibles para que entiendan por lo que estás pasando. Entrégales la "Guía del amor a uno mismo" incluida en este libro para que entiendan mejor la tricotilomanía. Diles específicamente como pueden ayudarte. Explícales qué palabras vacías como "simplemente para "son muy frustrantes y hace más mal que bien.

El hecho de tener un amigo que te ayude es una herramienta muy poderosa para pelear contra la soledad y para los momentos difíciles.

El crecimiento del cabello

El pelo humano cae naturalmente, por lo tanto, tu pelo VA a crecer nuevamente, aunque lo hayas arrancado muchas veces.

- El pelo humano crece aproximadamente 1/4 a ½ pulgada por mes, 6 por año.

- El calor y la vitamina D del sol estimulan el crecimiento.

- Tu cuerpo está constantemente perdiendo pelo. Los folículos del pelo pasan por 3 etapas: la etapa anágena que dura aproximadamente 3 años, una etapa transicional y una fase telógena por unos 3 meses en la que el pelo descansa. Una vez que termina, el pelo cae.

- El cuero cabelludo pierde alrededor de 100 peso por día. Cada hebra está en una fase diferente, la pérdida normal de cabello ni se nota. En cualquier momento tienes unos 100000 pelos en la cabeza.

- Las pestañas crecen naturalmente y vuelven a crecer. Pasan también por 3 fase de pelo: crecimiento, transición y descanso. La primera es cuando crece y dura hasta 45 días. Luego crecen a la segunda fase que puede durar hasta 3 semanas cuando paran de crecer. En la tercera fase no crecen y descansan aproximadamente 100 días antes de caerse.

- Normalmente la pestaña demora 8 semanas en crecer nuevamente.

Recursos recomendados

No sé más como repetir ya que lo importante es que lean mucho durante su tratamiento. No solamente sobre la tricotilomanía y las diferentes opciones de tratarla, sino como inspiración para una mejor vida. Contágiate de la energía de los otros para recargarte, es una excelente manera de salir de las sombras y construir desde una perspectiva positiva.

Cuanto más informado estés y más contacto tengas con otros, más oportunidades de superar tu condición. Lo importante es que sepas que no estás solo y que el contacto anónimo con otros puedes colaborar con el sentimiento de soledad que causa la tricotilomanía en ciertas ocasiones.

Utiliza estos recursos como adicionales en tu tratamiento:

1. Libros

El poder del hábito – Charles Duhigg.

Es un universo fascinante acerca de los "hábitos" y comportamientos repetitivos.

Los principios del éxito – Jack Canfield

Es un trabajo general sobre el éxito en la vida, sin embargo, los principios son grandiosos y tienen un mensaje maravillosamente optimista del futuro.

Detenme porque no puedo detenerme solo – Jon Grant

Es un libro informativo sobre los TOC. Es una investigación fundada por el Instituto Nacional de Salud Mental.

Pequeñas cosas bonitas – Cheryl Strayed

Divertido, perspicaz y compasivo. Este libro muestra que todos tenemos temas a resolver y te da fuerza para seguir buscando una mejor vida. "un bálsamo para la vida".

2. Páginas web

http://www.trich.org

Mucha información, seminarios, contactos.

http://www.ocduk.org/

Basado en Inglaterra, ayuda a los individuos que sufren TOCs.

Notas

Usar la hoja de cálculo y diario del sistema Tric

Utiliza la siguiente información para diseñar un plan para mejorar tu condición. Te recomendamos que fotocopies el libro de trabajo para usarlo continuamente.

1. Reconocer la condición

Asume que tienes un problema. Lo primero es darte cuenta de que sufres de un desorden tratable y no de algo que depende de tu fuerza de voluntad. El desorden surge del resultado del maquillaje genético, estados de ánimo y antecedentes. Esta es una condición que necesita un tratamiento, no es algo que puedas sobrellevar solo.

2. Identifica el momento de la verdad (cuando tiras)

Debes conocer tus gatillos. ¿Cuándo te tiras el pelo? ¿En la noche cuando miras televisión? ¿Cuándo estás hablando con tu exmarido por teléfono? ¿Cuándo estás trabajando en tu tesis? Haz una lista de los gatillos y al lado de cada uno escribe una actividad alternativa que te haga sentir mejor

3. Escribe cada momento de tirón y mantén un diario.

Mantén un diario o un cuadro de tus episodios. De esta forma vas a poder tener una idea cierta de los momentos en los que tienes los episodios, tus gatillos, el impacto de tus tirones de pelo. Es una muy buena forma de libertarte de la culpa y la vergüenza y de expresar como está impactando en tu vida en general.

4. Estructura tu tratamiento

No dejes tus actividades diarias libradas al azar. El hecho de tener un diario estructurado para poder seguir te dará cierto soporte para poder enfocarte en tus acciones. Sigue tu diario lo más detallada mente posible para poder desarrollar nuevos hábitos. Permítete cierta flexibilidad para cambiar ese diario si ves que no está funcionando, hasta que encuentres un ritmo y las actividades que te hagan bien.

Si tienes una recaída en el ritmo un día por haber vivido circunstancias extremas (viajes, asistencia familiar, etc.), asegúrate volver a encaminarte lo más pronto posible.4.

new habits.

Escribe tu diario a diario y ponlo en lugar donde puedas acceder a él rápidamente (el refrigerador es un buen lugar)

Algunos ejemplos:

En la mañana – levántate y quédate uno minutos en la cama visualizado el éxito, un día sin tirones de pelo. Ponte algunos aceites esenciales antes de vestirte. Escribe en tu diario dos páginas sin parar. No te preocupes por lo que escribes, simplemente úsalo como una manera de vaciar tu mente. Tomate 10 minutos antes de que empiece el día para meditar y prepárate.

En la mañana – levántate y quédate uno minutos en la cama visualizado el éxito, un día sin tirones de pelo. Ponte algunos aceites esenciales antes de vestirte. Escribe en tu diario dos páginas sin parar. No te preocupes por lo que escribes, simplemente úsalo como una manera de vaciar tu mente. Tomate 10 minutos antes de que empiece el día para meditar y prepárate.

En la tarde – Hazte un momento para escribir en tu diario y completa tu hoja de cálculo. Sal a caminar, haz ejercicio y trabaja en tu hobby.

En la nochecita – Bandera roja, un momento riesgoso, estate alerta a los gatillos que puedan surgir como ver televisión o leer un libro. Ten tu aceite a mano. Preparar una actividad que puedas hacer en un momento de debilidad. Utiliza este momento para leer libros que te inspiren por tu condición y para una buena vida en general. Hazte un sauna usando aceites esenciales y plantas naturales.

En la noche – piensa en los momentos positivos de tu día y de todo lo que funcionó bien. Los pensamientos negativos deben asimilarse, reducirse y eliminarse de tu mente ni bien entran.

Ahora crea tu propia hoja de trabajo.

5. Cómo completar la hoja de trabajo y diario

El diario debe ser usado regularmente, complétalo diariamente con tus experiencias Tric. Hemos incluido las primeras páginas para que puedas empezar.

Comentarios y observaciones de otros:

Incluye comentarios que hayas vivido y observaciones realizas por familiares, amigos o extraños sobre tu apariencia o condición y como eso te hizo sentir.

Consecuencias de las relaciones por mi tirar de pelo

Incluye todas aquellas consecuencias en tus relaciones como por ejemplo no ir a una cita o pasar el tiempo con otras personas porque sientes miedo a que se dé cuenta de tu condición y como te hacer sentir.

Gatillos

Haz una lista de tus gatillos y luego escribe al lado de cada uno una actividad alternativa que pueda hacerte sentir mejor en este contexto.

Tabla de seguimiento

Completa un cuadro como el de la siguiente página para seguir tu comportamiento y emociones.

Date, time	Place	Trigger	How many hairs pulled	What was used to pull?	Thoughts	Feelings	Possible other activities

"Detente" – Mi diario hacia el éxito

Mis mejores tips para tener el control

1. Reconoce tu condición, lee, investiga y entiende realmente a qué te estás enfrentando.

2. Cree que es posible controlar esta condición. Rodéate de un soporte positivo y ten fe.

3. Diseña un plan sistematizado. No puede esperar "parar", todos sabemos que la fuerza de voluntad no es la respuesta. Tiene que poner en práctica un plan muy claro.

4. Intenta distintos métodos para ver cual te funciona a ti. Cada persona es diferente por lo que hay muchos resultados posibles dependiendo de la persona. Intenta visualizar, meditar y escribir diariamente en tu diario. Todos estos métodos son buenos. La mejor opción para mí es una combinación de estos.

5. Utiliza algo (natural) para masajearte el área. Esto fue clave para mí porque me ayudó a no solamente aliviar sentimientos molestos, pero más que nada a recabar mi cerebro y cambiar el tirón por un masaje. Aún hoy me masajeo o froto cuando siento que tengo ganas de tirarme el pelo. Esto sí que es mucho mejor que tirarme.

6. Dejar de comer alimentos químicos (alimentos procesados, azucares, etc.) y también en tus cosméticos. Vive lo más sanamente posible.

7. Finalmente, se AMABLE CONTIGO MISMO. Todos sabemos que tener todo bajo control es muy difícil. Por eso es por lo que, si recaes, date un respiro, reponte, desempólvate y comienza de nuevo. Para es un proceso gradual, siéntete feliz con cada progreso que logres y mantenlo. No te desmotives.

Mi diario personal

Mañana: -

_____

_____

_____

_____

_____

_____

_____

_____

Tarde: -

_____

_____

_____

_____

_____

_____

_____

_____

_____

Noche:

_____

_____

_____

_____

_____

_____

_____

_____

Mi lista personal de actividades que reducen el estrés

_____

_____

_____

_____

_____

_____

_____

_____

_____

_____

_____

_____

_____

_____

Comentarios y observaciones de otros

Comentarios:

_____

_____

_____

Mis sentimientos:

_____

_____

_____

Comentarios:

_____

_____

_____

Mis sentimientos:

_____

_____

_____

Comentarios:

_____

_____

_____

Mis sentimientos:

_____

_____

_____

Comentarios:

_____

_____

_____

Mis sentimientos:

_____

_____

_____

Comentarios:

_____

_____

_____

Mis sentimientos:

_____

_____

_____

Comentarios:

_____

_____

_____

Mis sentimientos:

_____

_____

_____

Consecuencias en mi comportamiento

Comportamiento:

_____

_____

_____

Mis sentimientos:

_____

_____

_____

Comportamiento:

_____

_____

_____

Mis sentimientos:

_____

_____

_____

Comportamiento:

_____

_____

_____

Mis sentimientos:

_____

_____

_____

Comportamiento:

_____

_____

_____

Mis sentimeintos:

_____

_____

_____

Comportamiento:

_____

_____

_____

Mis sentimientos:

_____

_____

_____

Comportamiento:

_____

_____

_____

Mis sentimientos:

_____

_____

_____

Consecuencias en mis relaciones

Comportamiento:

_____

_____

_____

Mis sentimientos:

_____

_____

_____

Comportamiento:

_____

_____

_____

Mis sentimientos:

_____

_____

_____

Comportamiento:

_____

_____

_____

Mis sentimientos:

_____

_____

_____

Comportamiento:

_____

_____

_____

Mis sentimientos:

_____

_____

_____

Comportamiento:

_____

_____

_____

Mis sentimientos:

_____

_____

_____

Comportamiento:

_____

_____

_____

Mis sentimientos:

_____

_____

_____

Gatillos

Gatillo:

_____

_____

_____

Actividad alternative:

_____

_____

_____

Gatillo:

_____

_____

_____

Actividad alternative:

_____

_____

_____

Gatillo:

_____

_____

_____

Actividad alternative:

_____

_____

_____

Gatillo:

_____

_____

_____

Actividad alternative:

_____

_____

_____

Gatillo:

_____

_____

_____

Actividad alternative:

_____

_____

_____

Gatillo:

_____

_____

_____

Actividad alternative:

_____

_____

_____

Fecha y hora	Lugar	Gatillo	¿Cuantos pelos me he arrancado?	¿Qué usé para arrancarme el pelo?	Pensamientos	Sentimientos

Fecha y hora	Lugar	Gatillo	¿Cuantos pelos me he arrancado?	¿Qué usé para arrancarme el pelo?	Pensamientos	Sentimientos

Notas

Notas

Si esto te gustó ....

Esperemos que este libro te haya servido. Si quieres saber más sobre cómo continuar peleando contra la Tricotilomanía, contáctanos a info@foxwellassociates.com

Una oferta especial

Como miembro de nuestra comunidad, queremos compartir contigo las siguientes ofertas:

-       Un 10% de descuento en el aceite natural Tric. Es un aceite natural hecho con ingredientes como el aceite de oliva, lavanda francesa, jojoba, citrus, albahaca, romero y otros aceites y plantas naturales. Se usa para suavizar los folículos, reducir la picazón, motivar al crecimiento del pelo y más que nada alentar un cambio de comportamiento, ayudando a cambiar el hábito de tirar el pelo por acariciarlo

-       Un 10% de descuento en el suplemento de aminoácido de Tric. Los aminoácidos son vistos como parte importantísima del tratamiento. Nuestro suplemente NAC ha sido desarrollado con una alta reputación y dedicado específicamente a las personas con trastornos obsesivos compulsivos

Si estás interesado en algunos de estos dos productos o en ambos, utilizar el código BEATTRICH en nuestro website www.trichotillomaniastop.com. El descuento aparecerá automáticamente.

Nos encantaría saber de ti

Creemos que esta comunidad es muy poderosa. Si tienes pensamientos, comentarios, feedback o sugerencias, por favor envíalos por mail a

comments@foxweelassociates.com.

La guía de auto amor del Sistema Tric

Una palabra a los amigos y la familia

Primero que nada, déjame felicitarte pro tu proactividad y deseos de ayudar a los que amas y que están pasando por esta condición. El hecho de leer esto, entender la condición y empatizar, es el primer paso para ayudarlos en esta batalla contra la tricotilomanía. Te animo a leer el resto del libro para tener más información y para entender mejor los diferentes métodos que tus seres queridos van a usar.

Comencé a sufrir esta condición cuando era joven. Sin embargo, mi familia no lo asumió en ese momento y no hicimos nada al respecto. Esto hizo que fuera mucho más difícil con el tiempo. He sufrido de tricotilomanía por 35 años hasta que encontré una serie de tratamientos que me ayudaron a ser un "ex – tirador de pelo". Solo pienso que, si mi familia se hubiese dado cuenta de esto, no hubiese sufrido tanto tiempo.

Tu amigo o familiar va a necesitar tu ayuda, tus ánimos, paciencia, guía y sabiduría. Juntos seguramente puedan contra la tricotilomanía. Quién sabe, quizás hasta su relación resulte beneficiada por este trabajo y por caminar juntos hacia el éxito.

Mis mejores deseos para ti para tu ser querido,

All my best for you and your loved one,

¿Cuál es la razón por la cual mi ser querido sufre de esta condición?

La tricotilomanía es un trastorno obsesivo compulsivo. Aquellos que la sufren no pueden parar, y este comportamiento en general es auto destructivo y muy estresante para paciente.

Es importante entender desde el principio que la tricotilomanía es una condición seria y más que nada un hábito nervioso, que puede ser controlado simplemente con quererlo.

Las causas de la investigación y los tratémonos de la tricotilomanía están en sus orígenes todavía. Nadie puede asegurar sus causas. Existen muchas causas que pueden actuar de forma independiente o combinadas. Puede ser un desorden neurobiológico y puede estar asociado al mapa genético. Algunas veces es causada por el estrés, ansiedad, depresión. Los tricotilomaníacos se sienten bien tirándose del pelo, pero en general no es para sentirse feo o para desfigurarse ellos mismos

Se cree que la tricotilomanía afecta entre el 2 y el 5% de la población (no era tan raro al final) y entre el 80 y 90% de los casos son mujeres, a pesar de que en niños el porcentaje se iguala bastante 50 – 50% entre niñas o niños. La edad promedio es de 11 años, aunque pude comenzar a cualquier edad. Algunas personas pueden pasar por sí mismos, pero en general requieren de tratamiento. Cuanto antes lo ataquemos, antes lo resolvemos.

Sentimientos en común

Como pariente o como amigo vas a pasar por una variedad de emociones, los altos y bajos son moneda común tanto para el paciente como para los familiares. Sentirás frustración y desesperación, desolación cuando empiecen a incrementarse y luego decepción cuando comiences a tirarte del pelo otra vez. Probablemente no entiendas qué es lo que está pasando y no creas que el paciente no puede controlar su comportamiento. Casi que te sentirás avergonzado por su apariencia, a veces hasta el punto de no querer hablar del tema ni siquiera con profesionales. Te sentirás culpable como si tuvieras algo diferente que hacer para cambiar la situación. Te sentirás sobrepasado y confundido por todos los consejos y pensamientos conflictivos.

Todos estos sentimientos son totalmente naturales, son reacciones naturales, tienes que entender que esta condición te provoca este tipo de sentimientos y que los debes cambiar con emociones pasivas, constructivas, de esperanza.

La fe es la clave en este tratamiento. Hay muchos estudios que dicen que alrededor de grupos tales como alcohólicos anónimos, tendrás éxito porque ves como los demás pueden lograr sus objetivos. *Formar parte de un grupo que cultiva el positivismo y una actitud de "sí se puede", tiene un gran impacto en el éxito.*

Por esto es tan importante para ambos el permanecer positivos y rodearse the gente positiva y modelos a seguir.

Recuerda que el paciente también está pasando por una serie de emociones (muchas veces parecidas) como la vergüenza, la culpa y no poder entender el porqué de no poder parar con esta condición.

En este caso necesitas ser muy fuerte y apoyar a tu ser querida para que pueda trabajar sus emociones contigo, sin ser enjuiciado. Para lograr esto debes entender la condición y tener compasión por el paciente. ¿Has tratado alguna vez dejar de fumar, o dejar de comerte las uñas o seguir una dieta? Si es así, saber perfectamente que estas cosas son mucho más difíciles de lo que parece.

Con esto en la mente, ponte en el lugar del paciente y muestra un poco de compasión cuando estés a su lado.

La compasión es la clave.

Tu amigo o pariente va a contagiarse de tu actitud y de tu presencia. Se sentirá confiado y liberado si se siente cómodo contigo mismo y puedes mostrar empatía, sabiendo que la recuperación es posible y que puede ser mucho más llevadera contigo al lado.

Tu actitud y apariencia significa todo para el paciente y you amigo o ser querido te va a seguir.

Ayudando a tu ser querido

No importa la edad del paciente o la relación que tengas con él, tu enfoque debe ser similar. Tu objetivo es establecer confianza entre ambos y mostrar confianza y promover la autoestima cuando se sienten mal.

Explicar lo que es la tricotilomanía, cuantas personas sufren de la misma, compartir páginas web, recursos e historias sobre otras personas y mostrando que no es un freak por sufrirla, es un gran paso. Quizás el paciente ya hizo el trabajo y solo necesitas que le muestres cuantas personas y recursos existen para los tiradores de pelo. *Escucha abierta y activamente.*

Explicarle a tu amigo o ser querido que atiendes lo que están pasando y que sabe que no puedes parar, será un alivio para él y se sentirá que tiene en quien apoyarse. Te transformarás en un refugio seguro para tu ser querido que solamente vendrá hacia ti por ayuda Muéstrale que estás allí para él, para encontrar un tratamiento que le haga bien, que el proceso es gradual pero positivo. En general si puedes expresar tu comportamiento (dieta, uñas o cigarro, entre otros) le puede mostrar a tu amigo con palabras lo que viviste para que no se sienta solo.

No definas límites ni ultimátum y no premies. Esto solamente presiona al paciente y en general resulta en confianza perdida cuando no pueden lograr los objetivos que se o le pusiste.

Sobre todo, nunca castigues o ridiculices a nadie por no poder controlar su condición. Eso no prosperará y solamente funcionará como petardo, haciendo que sean más silenciosos y se sientan más avergonzados, exacerbando el problema.

Todas tus acciones deben estar basadas en construir la confianza y la seguridad. Si tienes dudas, pregúntate si el mensaje que estás dando es constructivo, colaborativo y positivo, llevando a tu ser querido al éxito.

Tu filosofía como amigo o familiar

Este es un buen momento para reevaluar tu filosofía como amigo o pariente. ¿Tienes alguna? Para ser un buen amigo o pariente es importante que pienses bien la filosofía entre ustedes y cómo quieres que sea la relación; una filosofía le dará coherencia a la relación, y ayudará en los momentos frustrantes cuando no sabes cómo actuar. Es en estos momentos en los que puedes caer de nuevos en tus creencias y preguntarte cuales son las acciones alienadas con esa filosofía. En mis relaciones descubrí que la filosofía que establecí al inicio de mi adolescencia fue de amabilidad, respeto y fidelidad y me ha ayudado con todas mis relaciones.

Tu filosofía como amigo o pariente y como trates a los demás, tendrá un impacto en tu habilidad para relacionarte con tus seres queridos que sufren de tricotilomanía. Una buena manera de desarrollar tu filosofía es leer libros (ver nuestra sección de recursos recomendados), consultar blogs, hablar con otros a quien admires, discutir con tus objetivos con otros, observar cómo los otros construyen relaciones constructivas.

Piensa acerca de los valores que quieres instaurar en tus relaciones y como exhibirlos a los otros (las personas nos tratan como esperan ser tratadas), qué tipo de relación ves en los demás en el largo plazo, etc.

Para los tratamientos de tricotilomanía el hecho de tener una filosofía de apoyo humanitario, alentar la confianza ay la fe, y establecer una estructura fuerte para tu amigo o pariente para funcionar, es de las cosas más efectivas que puedes hacer.

Tratamiento y soporte

Así como hay mucho paciente de tricotilomanía, hay muchos tipos de tratamientos, desde mediación hasta el entrenamiento de autoconciencia. No hay un cura conocido para este desorden, pero hay muchas opciones de tratamiento disponibles. Descubrir formas de controlar este desorden puede ayudar al paciente a no hacerlo más. Visualización, terapia del comportamiento cognitivo, medicación para el control del estrés y grupos de soporte, han sido probados como efectivos para controlar estos síntomas. La terapia del comportamiento cognitivo entrena a los pacientes en autocontrol, identificar y responder a soluciones de alto riesgo, evaluar la opción de tirar o no, confrontar realidades y desarrollar la atención plena.

Yo sugiero trabajar con un mix de métodos para encontrar el método o la combinación que le haga mejor a tu amigo o pariente para su caso particular.

La combinación de tratamiento se sol que suele ser más efectivo.

Lo más importante es que es esencial para los que sufren tricotilomanía, el saber que a pesar de que puede ser difícil parar, es posible.

¿Terapia si o no?

Alentamos a los pacientes a darle una chance a la terapia (después y todo, usamos contadores y abogados para obtener ayuda personalizada, por qué no un terapeuta), sin embargo, muchos lo ven como un obstáculo (amigos y parientes, por ejemplo). Es como que confirman la vergüenza y la anormalidad. Sugerimos comenzar con un programa en el hogar para que el paciente se sienta confiado y seguro y además cuidamos su intimidad. Una vez que se sientan mejor por los avances que van consiguiendo, puedes tratar con un terapeuta y ver si funciona o no. A pesar de todo, no lo fuerces a ver un terapeuta o a nada que él no quiera hacer.

La aceptación de un paciente es gradual, y es muy importante respetar su propio ritmo y transmitirle positivismo y la confianza que tienen en él

¿Cómo manejar las recaídas?

Una última cosa sobre las recaídas: son normales y tienes que estar preparado y preparar a tu ser querido para ellas. Hay que enfocarse en la sanación gradual más que en la radical que solamente causará frustración y pérdida de confianza. ***Reentrenar el patrón neural y combinar sistemas de sanación lleva tiempo así que deja que tu amigo o familiar encuentren el tiempo para sanar en conjunto.*** Cuando tu ser querido sufra una recaída, no reacciones mucho al respecto. Recompónganse, desempólvense, explica la naturaleza de estas recaídas, recupérense y comiencen otra vez. Explique que, si fueron capaces de hacer el progreso que hicieron, pueden seguir adelante y es posible. A partir de aquí solo tiene que convertirse en un comportamiento arraigado, cosa que pasará con tiempo y práctica.

Antes que nada, enséñale a tu ser querido a ser amable consigo mismo.

Tips del Sistema Tric Stop

Reduce el estrés

Mantén la casa y el ambiente lo más libre d estrés posible. Esto es más fácil decirlo que hacerlo, pero haz un esfuerzo para mantener la atmósfera lo más limpia posible.

Que los cambios sean mínimos

Intenta llevar un ritmo establecido.

Apaga la TV

La TV envía mensajes negativos, provoca estados de trance en actividad. Alienta a la persona a hacer algo más constructivo en su lugar.

Considera tener una mascota

Las mascotas son perfectas para reducir el estrés, incrementar la actividad y dar amor incondicional. Reduce stress

Saca los espejos

Saca todos los espejos que sea posible de tu casa, esto ayudará a la persona a no concentrarse más en su apariencia.

Recuerda

- o Muestra que confías en la persona.

- o La compasión y la fe son ESENCIALES.

- o Alienta al paciente a probar con varios métodos para encontrar el que mejor funcione para él.

- o NUNCA le digas a una persona que puede "PARAR" solamente porque sí si realmente no quieren.

- o Escucha activamente

- o No castigues ni ridiculices ni obligues al paciente de ninguna forma.

- o Reduce el estrés en la casa.

- o Elimina el cambio y mantén las cosas lo más constantes posible, ayudando al paciente a cumplir con el tarentino.

- o Alienta al paciente a hacer su hobby, ejercicio y otras actividades.

Cómo ayudar con tratamientos

Sigue a tu ser querido cuando en su camino hacia la cura.

En primer lugar, aliéntalos a usar un diario como quieran, escrito, dibujado, lo que le sirva para expresarse. No le pidas ver su diario ni nada privado y no los mires a no ser que él te pida que lo hagas. Ni siquiera mires para controlar si han estado escribiendo. Este es el momento de establecer confianza y seguridad que luego le permitirá a él confiar en sí mismo.

Ayuda también a abrazar el aspecto de que su personalidad es única. Explicale que es una parte de quienes son y que no hay nada mal con ellos, que la tricotilomanía es una condición legítima de la cual no deben estar avergonzados. Aliéntalos a aceptar y dejar ir.

"Es la primera vez que mi hija dijo que tiene este desorden y que quiere parar. Esto ha sido una gran diferencia".

Sugiérele que tengan un aceite natural (recomendamos el aceite Tric Stop – ver el final del libro por una oferta especial) para que usen discretamente cuando tienen estos episodios. Es importante que los ayude a acariciar en lugar de tirar.

Recuerde, este es su diario y tú eres su soporte.

Recursos recomendados

No puedo ni empezar a decir lo importante que es que lean mucho sobre este desorden para entenderlo y ayudar a su ser querido. Lee para estar informado y para inspirarte y ayudarlos en esta difícil situación.

Usa los siguientes recursos adicionales.

1.   Libros

Un padre lo suficientemente bueno – Bruno Bettleheim

Un libro con una mirada alentadora y constructiva de los padres, este libro te dará una filosofía libre de culpa para ser el mejor padre que puedas ser.

El poder del hábito – Charles Duhigg

Una fascinante investigación acerca de los hábitos (sabiendo que este desorden no es un hábito como tal, sino que se trata de comportamientos repetitivos).

Los principios del éxito – Jack Canfield

Este es un trabajo más general acerca del éxito de la vida.

Los principios son grandiosos y expresan un mensaje

hermoso y optimista para el futuro de tus seres queridos.

Ayúdame a parar porque no puedo parar yo solo – Jon Grant

 Un libro informativo sobre los trastornos obsesivos

compulsivos. Esta investigación ha sido financiada por el

Instituto Nacional de Salud mental.

El cerebro de un niño – Dan Siegal

Una mirada interesante sobre el desarrollo del cerebro y sus

funciones para todos, incluidos los que no tiene hijos.

"cuando las neuronas disparan juntas, nacen nuevas

conexiones entre ellas. Con el tiempo, estas conexiones

resultantes del fuego entre ellas llevan a un "reseteo" del

cerebro. Esto es muy bueno. Significa que no estamos

cautivos para el resto de nuestras vidas por la forma en que

nuestro cerebro funciona en este momento, podemos

resetear para que podamos vivir más sanos y felices, no solamente los niños sino también los adultos

2. Páginas web

www.trich.org

Una web llena de información y recursos sobre TOCs.

www.bfrb.org

Información y soporte para los comportamientos repetitivos del cuerpo.

www.ocduk.org

Es una caridad instalada en Inglaterra que ayuda a las personas con TOCs.

www.masgutovanmethod.com

Información sobre el método del Dr. Svetlana Masgutova

3. Stop Tric

Sus comentarios son bienvenidos en forma directa por mail

a info@foxwellassociates.com.

Notas